NATUROPATHIE

LE GUIDE COMPLET AU QUOTIDIEN

AVERTISSEMENT AU LECTEUR

Ce livre n'est pas destiné à se substituer à un traitement médical en cours. En aucun cas il ne doit servir à toute forme d'automédication. Les informations qu'il contient ne remplacent pas un avis médical et ne peuvent servir de diagnostic.

Ne commencez pas seul un protocole décrit dans ce livre sans avoir consulté un naturopathe ou un médecin. N'interrompez jamais un traitement en cours sans l'avis du médecin qui vous l'a prescrit.

La naturopathie est une médecine non conventionnelle qui travaille en complémentarité de la médecine allopathique et elle ne peut en aucun cas s'y substituer.

ISBN : 978-2-298-14741-4
N° éditeur : 93007
Dépôt légal : Décembre 2018

Marine Le Gouvello

Préface de Daniel Kieffer,
fondateur du Cenatho

NATUROPATHIE

LE GUIDE COMPLET AU QUOTIDIEN

ÉDITIONS DE NOYELLES

Sommaire

Table des pathologies

Table des illustrations

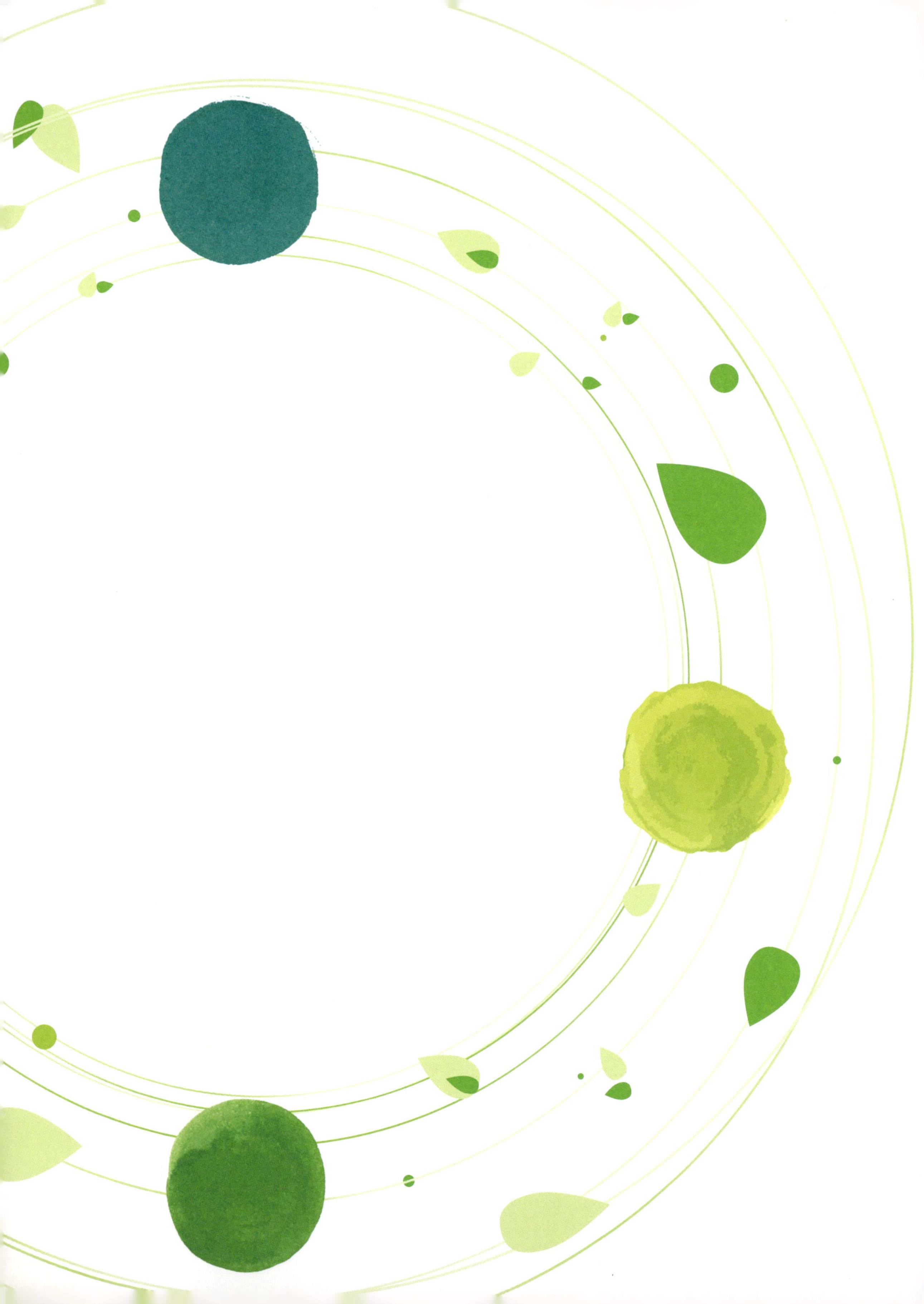

PRÉFACE

Pourquoi cautionner un livre supplémentaire sur la naturopathie ? Certes, si les médias parlent de plus en plus positivement de l'engouement des Français vis-à-vis de cette discipline, les ouvrages au contenu de grande qualité demeurent plutôt rares. Très souvent sollicité pour préfacer une publication de tel ancien étudiant, je n'ai pourtant pas hésité à accepter lorsque Marine Le Gouvello m'en a fait la demande : outre le fait qu'elle acheva brillamment ses études au Cenatho avec le titre de major de sa promotion voici quelques années, c'est sa générosité d'écriture et le professionnalisme de son message qui m'ont immédiatement décidé à accepter.

La pertinence des thèmes abordés, l'abondance des conseils prodigués et la richesse des explications développées font de ce livre un outil très clair et précieux pour le grand public, même si je suis certain que les élèves en formation y puiseront aussi une somme étonnante de données et d'arguments bien utiles à leurs révisions ; autant de précieuses ressources seront bienvenues pour compléter et synthétiser leurs cours !

L'esprit de synthèse demeure une clé essentielle très adaptée à notre époque où les moyens de communication offrent le pire et le meilleur au plus grand nombre, chacun étant capable, en quelques clics plus ou moins heureux, de survoler un champ quasi infini de savoir. Or, cette clé se retrouve comme un fil rouge tout au long de l'histoire de la naturopathie, car avec ses si nombreux outils de bilan, ses quatre ou cinq cures, sa dizaine de techniques et ses centaines de sous-techniques, notre médecine naturelle semble bien complexe ; elle pourrait même être vouée à se perdre dans les méandres des détails ou les tentations de l'analyse coupée de la globalité. Il n'en est rien, et ses fondamentaux restent simples puisqu'issus de l'observation de la nature et de l'application de ses lois. Savoir synthétiser, c'est alors aller à l'essentiel, quitte à répéter parfois combien le bon sens est maître du discernement et de la méthodologie en matière de santé : pour exemples, *se préoccuper des causes* plus que des effets (les symptômes), *donner la priorité aux corrections de terrain* (plutôt qu'aux soins locaux), *responsabiliser la personne* en son chemin de vie (sans la culpabiliser pour autant), *l'accompagner vers toujours plus d'autonomie* (tel un bon *consommacteur*) et *ne négliger aucun des plans* faisant d'elle un être unique et multidimensionnel – approche holistique oblige… Eh bien, Marine est parvenue à réussir ce challenge !

Après avoir brossé un état des lieux clair et objectif de la profession aujourd'hui, elle a choisi de poser rapidement son cadre historique – hippocratique mais aussi bien oriental –, puis ses cinq piliers porteurs et ses dix techniques traditionnelles. Suit une présentation du bilan de vitalité qu'effectue le praticien de santé et des grandes lignes de sa consultation, éléments bien évidemment très partiels et résumés ici, pour mieux orienter ensuite le texte vers les conseils pratiques proprement dits. C'est alors que le cœur du livre prend toute sa dimension pédagogique et permet au lecteur de pénétrer le raisonnement *vitaliste* et *causaliste*, comme le ferait un vrai professionnel vis-à-vis de la santé ou de la pathologie. Des secteurs bien concrets de la pathologie, domaines les plus couramment rencontrés en clinique fonctionnelle, sont étudiés avec une grande pertinence, tels que les troubles digestifs, les dysfonctions nerveuses, métaboliques ou inflammatoires. Même le très délicat territoire de la cancérologie est ensuite abordé dans un esprit ouvert et partenarial, laissant à méditer sur l'importance d'approcher la maladie sur un mode pluridisciplinaire, chose déjà intégrée dans de nombreux pays anglo-saxons, mais qui tarde hélas à se développer dans l'hexagone…

Bien plus qu'une fastidieuse collection de recettes de médecines douces, c'est une brillante démonstration de l'approche *systémique et intégrative* de notre art en laquelle brille l'écriture de Marine : tout en laissant la priorité décisionnaire au praticien naturopathe qui devra toujours, *in fine*, individualiser ses conseils et ses cures face au caractère unique de son patient, un maximum de clés sont généreusement explicitées et offertes au lecteur. Celui-ci pourra alors intégrer la réflexion naturopathique originale qui place toujours l'hygiène de vie à la première place. La dimension de *l'éducation pour la santé durable*, essentielle et vivante priorité d'action du naturopathe, pourra ainsi trouver en ce livre sa pleine expression auprès du plus grand nombre.

Chapeau bas, Marine, car cet ouvrage fait honneur à la profession ; il s'inscrit positivement dans la modernité et respecte la tradition de nos pairs, tout en mettant à la portée de tous une vision vraiment pratique de notre art et de notre science.

Merci Marine, car ce message s'inscrit résolument dans la médecine intégrative du IIIe millénaire, celle où médecins et non médecins sauront enfin œuvrer de concert dans le respect mutuel des compétences et des différences.

Daniel Kieffer

Naturopathe, thérapeute transpersonnel, formateur, auteur, conférencier.
Fondateur du Collège européen de naturopathie traditionnelle holistique – CENATHO.
Président de l'Union européenne de naturopathie – UEN.
Vice-président de la Fédération française des écoles de naturopathie – FÉNA.

À PROPOS DE L'AUTEUR

Issue d'un parcours atypique mêlant études juridiques et travail artistique, Marine Le Gouvello est une naturopathe qui allie volontiers les enseignements traditionnels et les approches modernes.

Elle a étudié la naturopathie au Cenatho, le Collège européen de naturopathie traditionnelle holistique. Fondée par Daniel Kieffer, cette école est la plus réputée pour l'enseignement de la discipline en France. Major diplômée en 2014, elle a également réussi l'examen fédéral de la Féna (Fédération française des écoles de naturopathie), sortie major la même année.

Membre de l'OMNES (Organisation de la médecine naturelle et de l'éducation sanitaire), elle exerce aujourd'hui en cabinet à Paris et en Île-de-France où elle donne des consultations. Elle agit au sein d'un collectif WakinUp, pour former le grand public à une approche de la santé grâce aux formations professionnelles dispensées par le collectif.

Professeure de yoga diplômée Sivananda Vedanta, elle donne régulièrement des cours. L'enseignement et la pratique du yoga font partie intégrante de la naturopathie, toutes deux sciences de la santé et philosophies qui visent à réaliser l'union entre les différents plans de l'être en considérant l'humain dans sa globalité.

Pour plus d'informations, rendez-vous sur www.marinelegouvello-naturopathe.com

Introduction

« La force qui est en chacun de nous
est notre plus grand médecin. »

Hippocrate

Ce livre a été pensé pour vous apporter des réponses concrètes sur la naturopathie, vous éclairer sur la façon dont celle-ci fonctionne et comment elle peut vous aider au quotidien.

La plupart des personnes ne savent pas encore très bien ce qu'est la naturopathie ou en ont une idée assez floue : « Une amie m'a parlé de son régime sans gluten… » ou « J'ai entendu à la radio telle chronique sur les huiles essentielles… » S'agit-il d'alimentation, de régime, de cure… ? Beaucoup de personnes assimilent le naturopathe à un nutritionniste un peu farfelu en guerre contre le lait, le gluten, les vaccins, les médicaments, les ondes et la modernité en général !

Issue de la jeune génération des naturopathes « modernes », je ne peux que sourire en voyant les luttes intestines entre naturopathes *ultra-traditionnels* et médecins allopathes tellement spécialisés que la vision d'ensemble du corps leur échappe.

La santé est un domaine d'intérêt public. Nous avons tous un corps, un véhicule dont nous devons prendre soin pour que nous puissions mener à bien nos devoirs et profiter de notre existence.

Nous avons tous le droit d'être informés sur les différentes façons d'aborder la santé, aussi bien en termes de prévention que d'accompagnement d'une pathologie. Il est de notre devoir de professionnel de santé de nous tenir au courant des méthodes et solutions trouvées par nos confrères et dans des spécialités qui ne sont pas les nôtres, afin de pouvoir donner de l'information au patient. Car c'est uniquement du patient qu'il doit s'agir.

Dans les jeunes générations diplômées de médecins et de naturopathes, les échanges et les partages de connaissances sont beaucoup plus nombreux aujourd'hui. En France, cela constitue un grand pas vers une vision plus globale de la santé.

J'ai souhaité donner à ce livre une orientation pratique. Il existe déjà de nombreux ouvrages de qualité sur la naturopathie en général. Ce que vous trouverez ici est une compilation de clés naturopathiques pour une problématique de santé fréquemment rencontrée en cabinet.

Vous serez forcément concerné, ou l'un de vos proches, par l'une ou l'autre des questions. Nous avons tous à un moment donné connu des problèmes de digestion, de sommeil, de gestion du stress, de déficience immunitaire ou de maintien du poids.

Nous sommes de plus en plus touchés par les maladies de civilisation malheureusement en plein essor : le diabète, le cancer, les pathologies auto-immunes.

Toutes ces problématiques peuvent être adressées en naturopathie par des moyens simples et accessibles à tous, pour peu que l'on prenne la peine de s'y intéresser et d'aller chercher de l'information. Ce livre est destiné à vous faciliter la tâche en rassemblant des réponses naturopathiques concrètes, classées par thématiques de santé.

Vous trouverez en fin d'ouvrage un index de fiches pratiques qui résument certains concepts et techniques que j'utilise fréquemment en cabinet. Ces fiches sont faites telles que vous puissiez vous les approprier afin qu'elles vous aident au quotidien.

De par ma double casquette de naturopathe et de professeure de yoga, ce livre est enrichi de conseils précis sur les clés de santé procurées par la pratique du yoga. Vous y trouverez notamment des pratiques posturales appelées *asanas* et des exercices respiratoires nommés *pranayama*. Car c'est aussi dans l'intégration de techniques empruntées à d'autres sciences que réside l'efficacité de la naturopathie. Nous verrons un peu plus loin comment s'est construite cette « médecine traditionnelle occidentale » ainsi que le définit l'Organisation mondiale de la santé (OMS).

Vous n'avez certainement pas acheté ce livre par hasard, et c'est tant mieux. Beaucoup de personnes vivent en ce moment des prises de conscience sur le monde moderne.

Le lien entre l'assiette et la santé se fait de plus en plus évident à cause (ou grâce) aux dégâts causés par l'alimentation industrielle moderne. La malbouffe engendre de tels désordres de surpoids, d'inflammation et d'immunodéficience qu'on ne peut plus faire l'impasse sur sa propre assiette. Les indicateurs de pollution environnementale deviennent inquiétants sur les teneurs en pesticides des aliments, sur la dissémination des perturbateurs endocriniens dans nos environnements immédiats. L'intoxication aux métaux lourds, les allergies, la montée en flèche de l'asthme dans les villes très urbanisées nous amènent forcément à nous interroger sur l'impact de l'environnement sur notre santé.

Il existe une science nommée épigénétique qui se consacre à l'étude de l'environnement cellulaire et à son impact sur l'expression génétique. Il est aujourd'hui prouvé que l'environnement que l'on donne à ses cellules l'emporte sur le code source présent dans notre ADN. En d'autres termes, nous ne sommes pas prisonniers de nos gènes. Si vous apportez un environnement sain à vos cellules par une alimentation appropriée, une gestion du stress efficace et un mental positif, vous avez 90 % de chance d'obtenir l'expression des gènes codants favorables à la bonne santé, et la méthylation (non-expression) de ceux qui ne seraient pas favorables. Par exemple, si vous êtes porteur du gène HLA-B27 mais que vous adoptez une alimentation anti-inflammatoire, vous ne déclarerez pas nécessairement une spondylarthrite ankylosante.

C'est le travail du naturopathe que d'éduquer sur la qualité de l'environnement que nous donnons à nos cellules. Si vous changez vos habitudes alimentaires, que vous ne consommez plus de produits transformés issus de l'industrie, que vous veillez à la qualité de l'eau, que vous modulez l'impact négatif du stress, que vous veillez à bien respirer, bouger et dormir, vous avez beaucoup plus de chance d'activer les gènes bénéfiques à votre santé. C'est dans la stimulation de vos capacités d'auto-guérison que vous devez avoir le plus confiance. En adoptant des habitudes de vie naturopathiques saines, vous (re)donnez à votre corps les moyens de bien fonctionner.

Cet ouvrage vous apporte des réponses, et j'espère qu'il vous encouragera dans votre démarche de prise de conscience. Être plus conscient est parfois un processus douloureux, marginalisant au départ. Je suis passée par le même chemin que vous, moi aussi j'ai commencé par me poser des questions, en écoutant cette intuition qui me disait de remettre en cause certains discours officiels. Il faut oser agir différemment, s'ouvrir à une nouvelle façon de s'alimenter, de penser, de vivre… ce que j'appelle *ouvrir le champ des possibles*.

Tel est le but de ce livre.

Partie 1

Nous allons nous attacher
dans cette première partie à poser
les fondations de la discipline naturopathique,
afin d'en comprendre mieux la démarche.
Nous en verrons ses origines, puis les différentes
techniques qu'elle utilise. Nous étudierons
également les étapes du bilan de vitalité,
outil indispensable de l'individualisation
des protocoles en cabinet.

État des lieux de la naturopathie en France

La naturopathie est une médecine non conventionnelle (non régie par une convention, au sens du code civil), qui n'est pas encore reconnue en France. À l'heure actuelle, elle n'est toujours pas encadrée par un diplôme d'État ou par un diplôme universitaire, au contraire du doctorat de médecine.

Pourtant, elle est officiellement enregistrée depuis 1968 au Bureau international du travail de Genève, reconnue par l'OMS comme médecine traditionnelle occidentale et référencée par l'Unesco. Ailleurs en Europe, elle est intégrée à la médecine globale au même titre que la médecine allopathique. Par exemple, en Suisse et en Allemagne, il est courant et parfaitement normal de consulter son naturopathe ou *HeilPratiker* au même titre que son médecin. Les consultations sont incluses dans le système de santé et remboursées par les assurances.

Selon le site Internet de la Féna, la seule institution française véritablement représentative de la profession, la situation en France est très paradoxale : « la naturopathie n'est pas reconnue, mais les services administratifs et fiscaux soumettent logiquement les naturopathes aux diverses redevances et impositions (TVA, taxe professionnelle, Urssaf...) sans contrepartie.

La loi française réserve l'exercice de la médecine aux seuls détenteurs d'un doctorat en médecine (diplôme d'État). De même, les paramédicaux (infirmier, kinésithérapeute, sage-femme) sont structurés et reconnus. Mais aucun texte législatif ne précise le statut des naturopathes, alors que les professions d'ostéopathe et de chiropraticien sont en cours de reconnaissance depuis 2002. »[1]

La légalité de la profession de naturopathe dans le monde est le plus souvent soumise à quelques conditions de bon sens :

« – Que le naturopathe ne revendique pas le titre de « docteur en médecine » ;

– qu'il ne procède à aucun diagnostic de la maladie ;

– qu'il n'invite jamais à interrompre un traitement médical en cours. »

1. Source : www.lafena.fr.

Certaines restrictions assez logiques viennent encadrer la pratique du naturopathe pour les réserver à la médecine allopathique : maladies contagieuses, épidémiques, sexuellement transmissibles, dégénératives... Cela est d'ailleurs parfaitement normal, car la naturopathie n'a pas vocation à s'occuper des situations d'urgence sanitaire, ni à interférer avec des traitements médicamenteux.

Il faut bien comprendre que le médecin allopathe et le naturopathe ne travaillent pas dans les mêmes domaines. Le naturopathe travaille sur le terrain, sur les problèmes fonctionnels et fait de la prévention. Les deux sont très complémentaires et non en opposition. Quant aux outils utilisés, ils doivent rester appropriés au degré d'urgence et de gravité de la situation. S'il y a risque de septicémie sur une blessure, il faut bien sûr utiliser des antibiotiques ! Si vous avez un simple rhume, il est possible de stimuler votre système immunitaire par des moyens naturels avant de recourir aux antibiotiques.

Il est plus que temps que le cadre législatif s'harmonise avec la pratique de la naturopathie qui est faite dans les cabinets en France. En attendant, pour pallier cette carence législative, la profession s'est organisée en interne afin de garantir la qualité des formations privées de naturopathie et d'agréer les naturopathes diplômés. Deux organismes sont à retenir : la Féna et l'Omnes.

LA FÉNA

La Fédération française des écoles de naturopathie existe depuis 1985. C'est LA référence qualité de la formation au métier de naturopathe en France. Elle valide les formations dispensées par cinq écoles en France et considérées comme équivalentes aux formations dispensées ailleurs dans le monde, là où la naturopathie est reconnue au niveau étatique :

- l'Académie de Vitalopathie ;
- l'école Aesculape ;
- l'école Anindra ;
- le Cenatho ;
- l'Isupnat ;
- l'institut Euronature.

« Les élèves diplômés en naturopathie d'une école membre de la Fédération française de naturopathie sont admissibles à passer l'examen national du Tronc commun fédéral. La réussite à cet examen est nécessaire pour devenir membre de l'association professionnelle des naturopathes de France (Omnes) et du Registre des naturopathes Féna. Toutes les écoles affiliées Féna sont reconnues par l'État et répondent aux critères de la Fédération. En outre, tous les programmes de formation en naturopathie des écoles membres sont conformes au programme a minima appelé Tronc commun-Féna, de 1 200 heures au moins. » (source : site Internet de la Féna, 2017)

Tous les naturopathes ayant réussi les formations agrées Féna ont une équivalence de compétences correspondant aux niveaux de leurs confrères ailleurs dans le monde.

L'OMNES

Il s'agit de l'Organisme de la médecine naturelle et de l'éducation sanitaire, seule structure nationale, outre la Féna, représentative de la naturopathie auprès des pouvoirs publics. Pour pouvoir y adhérer, le naturopathe doit avoir réussi sa formation et avoir passé avec succès l'examen fédéral. Donc, si vous allez consulter un naturopathe, choisissez-le parmi les membres de l'Omnes. Vous éviterez bien des déconvenues, car, rappelons-le, sans encadrement législatif, n'importe qui peut se déclarer naturopathe et apposer une plaque devant sa porte. Vous trouverez la liste complète géographique sur le site www.naturopathe.net. À l'heure actuelle, nous approchons des 1000 membres dans l'hexagone et en outre-mer, pour un total d'environ 2000 naturopathes en France.

Il existe d'autres structures représentant les naturopathes professionnels comme le Syndicat des professionnels de la naturopathie (SPN). Cette structure agrée d'autres formations que l'Omnes, au nom de la diversité des formations de qualité existantes.

Il est donc grand temps que le ministère des Solidarités et de la Santé ouvre les yeux sur la réalité de la situation et travaille à harmoniser le cadre légal avec les partenaires directs et légitimes que sont les syndicats professionnels et la Féna afin de garantir au patient l'accès à une médecine non conventionnelle de qualité.

Les origines de la naturopathie

La naturopathie partage ses racines avec les autres médecines traditionnelles connues dans le monde. C'est la médecine traditionnelle occidentale.

Toutes les médecines traditionnelles sont fondées sur une philosophie du « TOUT », à savoir que l'homme ne fait qu'un avec l'environnement. L'homme et sa santé sont régis par les mêmes lois qui gouvernent l'univers. Le macrocosme est contenu dans le microcosme.

Par exemple, la loi de causalité (karmique), que nous retrouvons dans la philosophie de l'ayurvéda (médecine traditionnelle indienne), a son pendant dans la loi de l'engendrement de la médecine traditionnelle chinoise. La naturopathie opère aussi selon cette loi de la causalité. Le naturopathe recherche activement la cause d'un dérèglement afin de le corriger, ce qui l'amène souvent à rechercher la cause de la cause de la cause…

Hippocrate, qui est considéré comme le père fondateur de la médecine occidentale, disait lui-même qu'« en toute chose, [il faut] suivre la nature. » D'ailleurs, « la voie de la nature » se dit « nature's path » en anglais, soit l'origine directe du mot « naturopathie ». La plupart de ses premiers traités de médecine sur papyrus furent retrouvés à Alexandrie, et témoignent d'une forte imprégnation de la médecine égyptienne de l'époque. Il y a donc bien eu une transmission de savoir, et non une « invention » de la médecine occidentale.

La naturopathie moderne telle que nous la connaissons aujourd'hui en Occident a été structurée par plusieurs fortes personnalités un peu rebelles depuis le milieu du XIXe siècle.

Aux États-Unis, des médecins et infirmiers tels que John Scheel, Benedict Lust ou encore Florence Nightingale sont à l'origine d'un mouvement dit « hygiéniste » afin d'apporter des solutions naturelles et non invasives aux patients. Ils utilisaient les plantes, l'alimentation, l'eau, l'exercice physique et les exercices respiratoires à la place des médicaments.

À retenir

Le savoir ancestral de la médecine repose sur la compréhension des lois de la nature par l'homme.

Citons aussi le Dr Paul Carton qui, dès 1905 à la Pitié-Salpêtrière, à Paris, traitait ses patients uniquement avec des méthodes naturelles. En Allemagne, Louis Kuhne et l'abbé Kneipp sont à l'origine de techniques d'hydrologie et de bains dérivatifs. En Russie, le Dr Alexandre Salmanoff est à l'origine de la capillothérapie.

En France, c'est Pierre-Valentin Marchesseau, biologiste, professeur de philosophie et d'éducation physique, qui établit les fondations de la naturopathie française moderne dès 1935. Il opère un grand travail de synthèse entre les différents courants européens et américains, et les techniques inspirées des médecines traditionnelles du monde (Inde, Chine, Tibet). Il construit son enseignement de la médecine autour de l'importance de la prévention et des mécanismes hygiénistes de stimulation de l'autoguérison. C'est l'origine des cures de détoxication et de revitalisation que nous connaissons aujourd'hui. Son enseignement prône également la responsabilisation de chacun dans la prise en charge de sa santé, qu'il appelle la « prévention primaire active ». Selon P.-V. Marchesseau, « **le naturopathe est avant tout un éducateur de santé** ».

Aujourd'hui, de nombreuses recherches médicales cliniques et universitaires viennent valider le savoir empirique des naturopathes. Par exemple, les centres de recherche attachés aux hôpitaux Henri-Mondor et la Pitié-Salpêtrière, en Île-de-France, sont très proactifs sur les études du microbiote et de l'impact de l'environnement sur les pathologies dites « de civilisation ».

Autre exemple : le Dr Seignalet, qui a poursuivi et validé le travail du Dr Kousmine sur les pathologies auto-immunes, et son travail de référence *L'Alimentation ou la troisième médecine*. Cet ouvrage constitue aujourd'hui l'un des socles de la naturopathie moderne dans les réponses apportées au *leaky gut* ou perméabilité intestinale. Nous le verrons en détail dans la deuxième partie.

Citons aussi les travaux du gastro-entérologue Bruno Donatini qui font énormément évoluer la pratique naturopathique (et allopathique) en termes de réponse à la dépression et aux problèmes de flore intestinale, soit deux problématiques majeures de notre société. Nous y reviendrons plus loin également.

De même les travaux du Dr Natasha Campbell-McBride sur l'autisme et le rôle de l'alimentation dans l'expression de cette pathologie. Cette chercheuse américaine a mis en évidence le rôle-clé de l'alimentation dans la compréhension de l'autisme, l'impact de la perméabilité intestinale et des métaux lourds sur le psychisme des enfants. Surnommé « régime GAPS », pour *Gut and Psychologie Syndrom*, elle a obtenu des rémissions spectaculaires en axant son travail sur la restauration de la muqueuse intestinale des enfants autistes. Son travail est aujourd'hui porté par de plus en plus de naturopathes et médecins, parmi lesquels Taty Lauwers, experte belge en nutrition moderne d'inspiration GAPS.

Citons enfin le travail formidable du Pr Henri Joyeux, cancérologue de renom et grand défenseur de l'alimentation saine dans la prévention du cancer. Il est à l'heure de l'écriture de ce livre radié de l'ordre des médecins pour avoir dit non à la vaccination systématique des enfants avec des souches qui n'étaient pas obligatoires mais uniquement vendues pour le profit de laboratoires pharmaceutiques. C'est le fameux paradoxe du DTP (Diphtérie-Tétanos-Poliomyélite), seul vaccin obligatoire qu'on ne trouve plus nulle part, sauf sous une forme « package » avec trois autres souches ajoutées abusivement et vendu bien plus cher. Le Pr Joyeux reste extrêmement actif et contribue à promouvoir le rôle de l'alimentation dans la prise en charge du cancer.

Il existe aujourd'hui une véritable convergence entre les différentes spécialités de la santé, un partage des connaissances extrêmement riche qui nous permet à tous de progresser dans notre pratique au service du patient.

La naturopathie est donc une médecine non conventionnelle issue des plus anciennes traditions mais résolument moderne de par sa dynamique d'évolution actuelle.

Définition de la naturopathie

La « voie de la nature » est peut-être la traduction la plus simple du mot « naturopathie ». Ou plutôt comment les hommes ont « ressenti » *(pathos)* la nature pour se soigner. La définition officielle de la discipline par la Féna est très complète :

« La naturopathie, fondée sur le principe d'énergie vitale de l'organisme, rassemble les pratiques issues de la tradition occidentale et repose sur les dix agents naturels de santé. Elle vise à préserver et optimiser la santé globale de l'individu, la qualité de vie, ainsi qu'à permettre à l'organisme de s'autorégénérer par des moyens naturels. »

Retenons que la naturopathie est une médecine non conventionnelle utilisant uniquement des moyens naturels pour promouvoir l'autoguérison.

LES CINQ PILIERS

La naturopathie est définie traditionnellement autour de ses cinq principes fondateurs qu'on nomme les cinq piliers : le vitalisme, l'holisme, le causalisme, l'humorisme, l'hygiénisme.

Le vitalisme

C'est le concept-clé de toutes les médecines traditionnelles, qui considère l'existence d'une force vitale à l'origine de la vie et, *a fortiori,* de toute guérison. Elle se nomme, selon les traditions, prana, chi, qi ou tout simplement force vitale.

Le but de la naturopathie est de stimuler l'accumulation et la circulation de la force vitale afin de promouvoir la régénération des cellules et, *in fine* l'autoguérison. La force vitale, ou prana en ayurvéda, circule en permanence entre le corps et le mental. Le prana ne résulte pas d'un mouvement physique ou d'une volonté psychique, il existe indépendamment et préside au phénomène de l'**homéostasie**.

À retenir

L'homéostasie est une notion importante en naturopathie. Il s'agit de la capacité d'autorégulation du corps, son intelligence biologique, qui vise à toujours rétablir l'équilibre. C'est la combinaison de l'intelligence homéostasique avec la puissance générée par la force vitale qui conduit à l'autoguérison.

L'holisme

Du grec *holos* (le tout), l'holisme est une philosophie qui considère l'homme comme appartenant au grand tout. C'est-à-dire qu'il fait partie de l'environnement et qu'il doit s'y intégrer avec harmonie et respect. C'est aussi une appréhension de la santé humaine sur tous les plans de l'existence, à savoir les plans physique, énergétique, psycho-émotionnel et spirituel.

C'est ce dernier point qui fait parfois polémique et conduit quelquefois à des dérives sectaires sans aucun rapport avec la naturopathie. On utilise à tort le mot « religion » pour décrire des plans plus subtils de la conscience, qui sont très différents des dogmes prônés par diverses religions. La physique quantique moderne rejoint en ce sens les conceptions spiritualistes de l'univers en validant la conscience cosmique comme l'origine de la création de la matière.

La naturopathie travaille sur tous les plans qui constituent l'être humain et non exclusivement sur le plan physique. C'est en ayant une compréhension globale de la santé que l'on obtient des résultats sur du long terme.

Le causalisme

Il s'agit en quelque sorte de la méthodologie de la naturopathie. On recherche la cause du dysfonctionnement afin de le résoudre, au contraire d'une démarche à tendance « symptômatique » où la disparition du symptôme est assimilée à la guérison.

Par exemple, concernant une allergie, la démarche symptômatique consiste à donner un anti-inflammatoire et un antihistaminique. On ne tousse plus, mais le problème est toujours là. La démarche causaliste va aller chercher la cause de l'inflammation et la résorber. Pour l'allergie, la plupart du temps, il s'agit d'une problématique d'intestin poreux, de foie congestionné et d'alimentation inadaptée. Nous reverrons en détail ce sujet dans la deuxième partie de l'ouvrage.

L'humorisme

C'est la « science des humeurs ». Par humeur, on entend les liquides organiques du corps : sang, lymphe, liquide interstitiel, cytoplasme, urine.

L'humorisme est la science du terrain, si chère au Dr Claude Bernard (« le terrain est tout, le microbe n'est rien »). Le naturopathe évalue la qualité des humeurs, leur circulation et leur élimination afin d'adapter les cures qu'il propose. Bien souvent, des dysfonctionnements s'installent à cause d'une mauvaise circulation humorale et d'une surcharge toxinique. Il faut alors stimuler, drainer, hydrater afin de renouveler les humeurs et leur redonner une qualité plus saine.

L'hygiénisme[2]

Cet art de vivre peut se décliner en quatre applications :

– **l'hygiénisme alimentaire.** Il consiste à adapter notre bol alimentaire à notre constitution et à nos besoins, en veillant à sa qualité vivante (agriculture biologique, de saison, locale) ;

– **l'hygiénisme physique**. C'est le maintien d'une activité physique suffisante pour stimuler le corps et la circulation de l'énergie vitale ;

– **l'hygiénisme émonctoriel.** Il s'agit du maintien d'une capacité d'élimination correcte des déchets par les émonctoires (les organismes d'élimination) : gros intestin, foie, reins, peau, poumons ;

– **l'hygiénisme psycho-émotionnel**. C'est le maintien d'un mental positif et flexible afin de ne pas entraîner de crispations. Les tensions du mental et des émotions conduisent à des blocages qui se répercutent sur le plan physique et peuvent être à l'origine de maladies. Se libérer des tensions inutiles, travailler sur les traumatismes émotionnels et les schémas répétitifs, s'autoriser le lâcher-prise… sont autant de façons d'avoir une bonne hygiène psycho-émotionnelle.

LES DIX AGENTS NATURELS DE SANTÉ : LES DIFFÉRENTS OUTILS UTILISÉS PAR LA NATUROPATHIE

La naturopathie utilise trois techniques majeures et sept mineures pour stimuler l'auto-régénération de l'individu. Les trois premières sont l'alimentation, l'exercice physique et la gestion psycho-émotionnelle.

« Que ton alimentation soit ta seule médecine. »

Hippocrate

L'alimentation

Elle comprend au sens large :

– **la diététique** : appliquée selon le terrain, la constitution, la vitalité, la saison, l'environnement ;

– **les cures de détoxification (détox)** visant à stimuler l'élimination des déchets : diète, monodiète, jeûne ;

– **la micronutrition**, c'est-à-dire l'adjonction de nutriments spécifiques dans l'alimentation afin que manger devienne l'équivalent de se soigner.

2. Remerciements à Stéphane Tétard.

On assiste aujourd'hui à un véritable effet de mode de la nutrition ; les régimes « sans » sont légion (voir Fiches 20 à 23 pp. 187 et 188). Sans viande, sans sucre, sans lactose, sans gluten... À quoi correspond cette tendance si ce n'est à un revirement dans notre rapport à l'alimentation ? Notre assiette, c'est notre nourriture cellulaire. Comment nos cellules peuvent-elles fonctionner correctement si nous ne leur donnons pas les nutriments nécessaires ? C'est comme avoir une belle voiture performante et, au lieu d'y mettre du carburant adapté, faire le plein avec du sable et de l'eau sucrée. Fatalement, le beau moteur s'enraye et c'est la panne...

Le fonctionnement est le même avec l'alimentation. Chaque prise alimentaire va être transformée par le système digestif et nous allons l'assimiler, devenir UN avec la nourriture. Grâce à un système enzymatique complexe, les nutriments passent les barrières cellulaires pour produire de l'énergie. Nous devenons véritablement ce que nous mangeons. Si notre énergie vitale est basse, que nous sommes fatigués en permanence, que nous avons des kilos en trop, nous avons très certainement une alimentation qui ne nous convient pas et des problèmes d'assimilation.

Une véritable prise de conscience s'opère aujourd'hui à cause des scandales de l'industrie agroalimentaire : plats préparés à base de viande de cheval ou de chat, huiles hydrogénées, cancer du côlon favorisé par la consommation de viande rouge (déclaration OMS 2016), lait de vache mis en cause dans les intolérances chez les nourrissons, colorant E150d reconnu comme cancérigène et pourtant présent dans un soda très connu et du vinaigre balsamique de grande consommation...

L'abondante littérature sur Internet dit tout et son contraire et il devient quasiment impossible de s'y retrouver sans l'aide d'un professionnel. Le naturopathe est spécialisé dans l'alimentation, c'est sa technique majeure. Je ne peux que vous conseiller vivement de chercher conseil auprès de lui si vous avez des questions sur votre équilibre alimentaire. C'est une véritable discipline qui ne s'improvise pas après avoir lu quelques pages sur un régime. Pour preuve, les dégâts ravageurs sur les reins et le foie de personnes ayant suivi une certaine méthode abusivement, sans suivi médical ou naturopathique approprié.

Dans d'autres médecines traditionnelles comme l'ayurvéda ou la médecine traditionnelle chinoise, l'alimentation est également en première place comme technique de rééquilibrage de la santé et de relance de la circulation de la force vitale. Le choix des aliments, des saveurs, des modes de cuisson entrent en ligne de compte et participent des vertus curatives de l'alimentation.

L'exercice physique

La notion d'exercice physique est à comprendre au sens de mouvement, de non-sédentarité. Ce n'est pas nécessairement de la culture physique, terme qui désigne plutôt l'entraînement progressif du corps pour acquérir plus de force, de souplesse et d'endurance. Même des activités du quotidien comme aller à pied faire des courses, promener son chien ou taper dans une balle avec ses enfants sont autant d'occasions de bouger sans avoir besoin de s'inscrire à un cours de yoga ou à une salle de gym.

« Le mouvement, c'est la vie. »
Andrew Still

Nous sommes faits pour bouger, **la sédentarité moderne est un véritable fléau**, surtout quand elle nous est imposée par les contraintes professionnelles. De plus en plus de jeunes enfants sont en surpoids à cause du manque de sport et du temps passé devant des écrans. De jeunes adultes sont en situation de stress chronique majeur, surmenés au travail et n'ont plus de temps ni d'énergie pour le « défouloir » sportif.

Les exemples des effets délétères du manque d'activité physique sont nombreux : le manque de mobilité précoce, la constipation, le mal de dos chronique par manque de gainage abdominal… Si notre métabolisme tourne au ralenti, alors tout aura tendance à se figer, à se crisper. Il n'est jamais souhaitable d'avoir des blocages ou des adhérences tissulaires, car c'est de ces encombrements que surviennent les dysfonctionnements et, *in fine*, la maladie.

L'activité physique est donc **une technique préventive de choix**.

L'activité physique permet à la fois :

– d'optimiser les fonctions corporelles : circulation du sang, souffle respiratoire, amélioration de la force musculaire et de l'endurance, souplesse des muscles et des articulations ;

– de relancer la circulation et l'accumulation de la force vitale ;

– d'apaiser le système nerveux et d'améliorer notre gestion du stress.

Les postures *(asanas)* du yoga sont un bon exemple des différentes facettes de l'exercice physique. Elles renforcent le corps musculairement, lui font gagner en souplesse et coordination. Grâce à la respiration rythmique ventrale, le mental s'apaise et la concentration est augmentée. Une fois la séance terminée, on ne ressent pas de fatigue mais, au contraire, une énergie nouvelle, due à la circulation accrue du prana.

La pratique des exercices yogiques permet de rééquilibrer les neurotransmetteurs et de relancer le système endocrinien.

Nous avons dans notre système nerveux autonome deux grandes façons de fonctionner : un accélérateur, sorte de système d'urgence qu'on nomme l'orthosympathique (ou système sympathique), et un frein qui préside à la récupération et à la régénération. C'est le parasympathique, notre « médecin » intérieur.

Tous les mécanismes de stress sont gouvernés par l'orthosympathique et, à l'inverse, toutes les phases de détente et de réparation de l'organisme sont orchestrées par le parasympathique. Les neurotransmetteurs sont les messagers internes de ces deux systèmes.

Grâce à une pratique physique régulière comme le yoga, le Pilates, des activités d'endurance comme le vélo, l'escalade ou encore la natation, des neurotransmetteurs de plaisir et de détente sont sécrétés et on gagne en bien-être. Plus on stimule son parasympathique, et mieux on gère les effets négatifs du stress. Nous verrons en détail le fonctionnement du système nerveux dans la deuxième partie du livre, dans le chapitre consacré au stress.

De plus, il est aujourd'hui scientifiquement prouvé que la pratique d'une activité physique d'intensité modérée 45 minutes par jour (avec une alimentation adaptée) suffit à prévenir les risques cardiovasculaires et le diabète sucré (de type 2), agit favorablement sur l'humeur, l'anxiété et prémunit contre la dépression.

Le naturopathe est à même de pouvoir vous conseiller sur une activité physique correspondant à votre terrain, votre âge et votre vitalité. Une bonne santé s'entretient au quotidien, et le rôle joué par l'exercice physique est majeur.

« Le mental fut une aide, le mental est l'entrave. »

Sri Aurobindo

La gestion psycho-émotionnelle

Le mental… de quoi s'agit-il ?

Il existe tellement de lectures différentes sur le mental, l'esprit, les émotions… qu'il est difficile de ne pas s'y perdre. Il est cependant facile de sentir que lorsque *la tête va bien*, que nous avons le moral et des pensées positives, alors la santé est meilleure. Nous guérissons plus vite si nous voulons sincèrement guérir. À l'inverse, nous déclenchons souvent une maladie lors d'un événement brutal et traumatisant sur le plan affectif, ou pendant une période de fatigue nerveuse et de vulnérabilité émotionnelle.

Comme dit précédemment, l'être humain fonctionne sur plusieurs plans : physique, énergétique, psycho-émotionnel et spirituel. Le plan psycho-émotionnel est celui qui est adressé par cette troisième technique naturopathique majeure.

En veillant à une bonne hygiène mentale, la santé est bonne sur le long terme. En effet, les émotions et l'état psychique peuvent affecter la santé physique, c'est ce qu'on nomme l'effet psychosomatique. À l'inverse, l'état physique peut influencer notre état psycho-émotionnel, c'est l'effet somatopsychique.

Travailler sur son mental est une voie universelle, peut être même l'une des raisons principales de notre existence terrestre. Selon la philosophie du Vedanta, socle du yoga, l'existence terrestre a pour but d'élever le mental pour faire avancer la conscience, la partie cosmique qui existe en chacun de nous. C'est notre part d'universalité, qui nous relie au grand Tout. On rejoint ici le pilier holistique de la compréhension de la santé.

Travailler sur soi et « faire le ménage » dans son mental nous permet d'être en meilleure santé, et plus en accord avec les voies de la Nature.

Il nous faut réapprendre à faire confiance à notre ressenti, en cessant l'agitation mentale et en faisant la paix à l'intérieur.

> *« Nous pensons trop et ne sentons pas assez. »*
>
> *Charlie Chaplin*, Le Dictateur

Le terme « mental » peut être compris de diverses façons... il se dit *mind* en anglais, *antakharana* en sanskrit, ce qui se traduit littéralement par « mental total ». D'après le Vedanta, le mental fonctionne sur trois niveaux :

Le niveau subconscient

Citta, en sanskrit, est notre subconscient, notre mémoire archaïque, là où sont emmagasinées toutes nos expériences passées, nos schémas de fonctionnement, nos traumatismes, nos peurs. C'est aussi notre instinct de survie. C'est grâce à lui que *Manas*, le mental « basique », prend les décisions simples, fondées sur les schémas reptiliens primaires : attraction/répulsion, se reproduire, fuir/combattre/attendre que ça passe. Il n'y a pas ici de réelle capacité de raisonnement. C'est juste une forme de réaction en fonction du vécu emmagasiné dans le subconscient. « Est-ce que j'ai déjà connu cela ? » « L'expérience a-t-elle été vécue de manière positive ou négative ? »

Ce sont les parties du mental les plus anciennes, qui appartiennent au cerveau reptilien et au système limbique. Ce sont aussi les plus difficiles à atteindre dans le travail psychothérapeutique, car elles sont intimement liées à notre condition humaine. Il y a beaucoup d'émotionnel et de conditionnement dans ce niveau.

Le niveau conscient

Il contient le raisonnement, la réflexion, la rationalité, l'intellect, *buddhi* en sanskrit. C'est notre capacité de penser consciemment, la petite voix dans notre tête qui nous parle en permanence. C'est lui qui régule notre subconscient et qui est capable de lui envoyer de nouvelles croyances. Il agit comme un guide qui doit élever notre instinct animal vers le raisonnement. C'est sur lui que les méthodes de psychothérapies travaillent afin d'installer des pensées positives et des comportements créatifs dans le subconscient. C'est un peu notre garde-fou social contre les instincts, que nous avons appris en grandissant dans les codes de la société.

Il contient aussi la conscience individuelle du « moi », l'ego, *ahankhara* en sanskrit. C'est la pensée réflexive, tournée vers nous-même, notre conscience d'exister et d'être un individu distinct de l'autre. C'est le « petit-moi », le *moi-je*.

« Travailler » sur son mental, c'est identifier ses peurs, ses blocages, ses schémas de fonctionnement. Prendre conscience des pensées négatives et les remplacer par des pensées positives. Apprendre à ne plus s'identifier avec ses pensées et ses émotions. Elles ne nous définissent pas, elles ne font que nous traverser. À nous d'être capables de prendre suffisamment de distance avec elles pour ne pas nous laisser emporter. L'identification aux pensées et aux émotions crée de la souffrance. Le but des psychothérapies est de supprimer les causes de souffrance et de faire de nous des êtres plus libres et plus conscients.

Le niveau supraconscient

Ici réside l'intuition, cette forme de connaissance instantanée qui transcende la raison. C'est une forme d'intelligence universelle avec une vision globale des choses. On y accède parfois sans trop savoir comment, on a comme un éclair de génie, une sensation de chaleur avec une compréhension immédiate d'un phénomène. La réponse à une question que l'on se pose depuis longtemps nous apparaît d'un coup comme une évidence. Le ressenti de ce qui est juste et de ce qui ne l'est pas. C'est l'*intelligence* du cœur, de l'âme diront certains. Encore faut-il définir ce qu'est l'âme... Gardons, pour plus de simplicité, la référence à notre niveau de conscience le plus élevé, que le Vedanta et bien d'autres philosophies spirituelles nomment le « Soi ».

Tous ces phénomènes difficiles à décrire avec des mots sont bien réels et nous en faisons tous l'expérience à un moment donné de notre vie. Les intuitions et les phénomènes de synchronicité sont autant de manifestations qui appartiennent à ce niveau supérieur de la conscience. C'est ce niveau que l'on atteint lorsqu'on calme l'agitation du mental conscient et que l'on se relaxe. La pratique du yoga et de la méditation vise la connexion à cet état supraconscient afin d'élever le mental au quotidien.

Les techniques de psychothérapies travaillent sur différents niveaux du mental. Le naturopathe est à même de vous conseiller sur la thérapie à suivre ou sur quelle technique utiliser. Il existe également des techniques de relaxation spécifiques comme la sophrologie, le training autogène (relaxation par l'autosuggestion), l'hypnose ericksonienne. Elles sont très efficaces pour apprendre à détendre le corps et à relaxer le mental dans des situations de stress.

Des techniques comme l'EFT (Emotional Freedom Technique), l'EMDR (Eye Movement Desensitization and Reprocessing) travaillent sur l'empreinte émotionnelle d'événements spécifiques afin d'en libérer la charge traumatique et de générer la possibilité d'un comportement nouveau. C'est un travail sur le niveau subconscient, qui ne passe pas forcément par la case « analyse consciente ».

Des méthodes psychothérapeutiques comme la Gestaldt-thérapie travaillent essentiellement sur les émotions.

Les psychanalyses travaillent essentiellement sur le mental conscient. On réfléchit avec l'aide d'un analyste (freudien, lacanien) sur notre rapport aux parents, à l'argent, à la sexualité. L'analyse transactionnelle est également dans le registre analytique et peut se pratiquer en groupe.

Les thérapies comportementales et cognitives (TCC) – la programmation neurolinguistique, par exemple – travaillent sur l'identification de schémas comportementaux et sur nos relations envers les autres. D'autres techniques passent plus spécifiquement par le corps pour libérer des émotions ou des schémas de fonctionnement : rebirth, massage biodynamique, analyse et réinformation Cellulaire... Enfin, il existe aussi des thérapies dites « transgénérationnelles », pour travailler sur les mémoires familiales, comme les constellations familiales.

Certains naturopathes sont formés à l'une ou l'autre de ces techniques afin de pouvoir accompagner les consultants sur le plan psycho-émotionnel sans les renvoyer à un autre thérapeute. Toutes les spécialités des praticiens Omnes sont référencées sur le site naturopathe.net.

In fine, le but de cette troisième technique est de libérer l'individu de ses éventuels blocages, de le rendre plus conscient de lui-même, de son environnement au quotidien et de supprimer les causes de souffrance.

Les trois techniques majeures que nous venons d'évoquer peuvent se suffire à elles-mêmes pour constituer un protocole naturopathique de démarrage. Sept autres « agents naturels de santé » complètent la pratique naturopathique.

L'hydrologie

L'hydrologie regroupe **toutes les techniques utilisant l'eau comme moyen de stimuler la force vitale**. Ces techniques existaient déjà en Chine ancienne et font partie intégrante de la médecine traditionnelle chinoise. Elles ont été reprises depuis par plusieurs personnalités fondatrices de la naturopathie moderne.

Ainsi le Dr Alexandre Salmanoff (1875-1964), dans ses travaux sur la capillothérapie et les vertus de l'eau très chaude. Sa théorie repose sur l'assertion que la circulation sanguine et lymphatique est assurée à 80 % par le réseau capillaire et non artério-veineux. Grâce à l'augmentation de la température, on stimule la motricité et le péristaltisme des capillaires (leur capacité à se contracter et à se dilater) ; on obtient ainsi une circulation accrue et un véritable « débouchage de la tuyauterie ». À noter que les capillaires se trouvent en grande concentration dans les extrémités du corps, zones souvent difficiles à détoxifier. D'où l'intérêt accru pour la capillothérapie hyperthermique.

L'eau chaude est également salvatrice dans une bouillotte. Placée sur le foie, le plexus ou le ventre, elle fait des miracles contre les crises de foie, colites spasmodiques et angoisses.

Citons également les expériences du naturopathe allemand Louis Kuhne (1835-1901) et de l'abbé Kneipp (1821-1897) sur l'utilisation de l'eau froide. Les bains d'eau froide, et notamment les bains de siège froids, sont extrêmement efficaces pour revitaliser le corps et le système nerveux. En pratique, il faut frictionner les parties génitales avec un gant rugueux et de l'eau à 10°, en ayant le reste du corps bien au chaud. La stimulation du petit bassin à l'eau froide relance la circulation pelvienne, décongestionne le bas-ventre, libère de la constipation, apaise le système nerveux et stimule le rein chinois, ce que nous appelons les glandes surrénales.

Une véritable panacée totalement gratuite !

À retenir

L'hydrologie est une technique majeure de l'hygiénisme humoral, de par sa capacité remarquable à stimuler la circulation des fluides corporels.

Le concept a depuis été modernisé par France Guillain, qui commercialise des poches froides à glisser dans le slip. Ces poches périnéales se portent pendant la journée pour décongestionner le petit bassin et relancer la circulation.

On peut aussi utiliser en alternance l'eau froide et l'eau chaude sur le principe de la douche écossaise pour stimuler la vasomotricité des vaisseaux sanguins.

L'hydrologie inclut également **toutes les techniques de lavement et de purification par l'eau**.

On distingue ici :

– **le nettoyage du nez.** En ayurvéda, cette technique se nomme le Lota Neti. On utilise une sorte de petite théière d'eau tiède et salée pour nettoyer les sinus. Elle est très efficace en prévention du rhume, des sinusites et des reflux acides du matin (souvent causés par l'accumulation de mucus dans la gorge pendant la nuit) ;

– **la douche rectale,** nommée Basti en ayurvéda (voir Fiche 8 p. 172). On utilise un kit de lavement pour envoyer de l'eau non pressurisée et nettoyer en douceur la partie terminale du côlon. Il peut s'agir de camomille, de café ou simplement d'eau salée tiède, pour un maximum de 30-50 cl d'eau. Pour les enfants, on utilise une petite poire auriculaire, en traitement de la fièvre ou pour stimuler l'évacuation des selles en cas de constipation ;

– **l'hydrothérapie du côlon, ou irrigation colonique.** Ce lavement complet du côlon se fait avec de l'eau sous pression pour nettoyer les muqueuses intestinales de résidus de déchets, selles, amas de toxines et de mucosités non évacuées. Chez certaines personnes en fort surpoids, il y a tellement de matières accumulées le long des parois que cela forme une sorte de pneu interne qui empêche toute assimilation des nutriments. Grâce à cette technique de soins et à l'adjonction de plantes bien choisies (je pense notamment à la cure Xantis®), on parvient à éliminer ces résidus en quelques semaines. Les personnes retrouvent alors un métabolisme correct et perdent du poids à très grande vitesse.

Par ailleurs, la naturopathie utilise **le hammam et le sauna** comme techniques d'hydrologie. Les deux favorisent l'excrétion des toxines par la peau.

De par sa chaleur humide, le hammam stimule plus particulièrement les glandes sébacées. Le sauna, lui, favorise la sortie des déchets acides par les glandes sudoripares. Ainsi, on conseillera plutôt le hammam à une personne avec des problèmes d'acné, et le sauna après une séance de sport pour évacuer les acides générés pendant l'entraînement.

N'oublions pas non plus **le thermalisme** en station à proximité des sources, fort prisé depuis l'Antiquité, et l'utilisation de l'argile comme éléments de l'hydrologie naturopathique.

Enfin, **la qualité de l'eau de boisson est une vraie clé naturopathique**. L'eau doit « emporter plus qu'elle n'apporte » selon les dires de P.-V. Marchesseau. C'est-à-dire que pour pouvoir hydrater les tissus et drainer efficacement les déchets, elle ne doit pas être trop minéralisée, soit contenir un taux de résidus à sec idéalement inférieur à 150 mg/litre. Cela est signalé sur les étiquettes des bouteilles d'eau sous l'appellation « Résidu sec à 180° ». Si vous buvez au quotidien de l'eau du robinet ou une eau dont le taux dépasse 150 mg/litre, alors vos reins se fatiguent et vous risquez d'accumuler des minéraux dans les tissus. Vous pouvez ponctuellement boire de l'eau très minéralisée en cure, mais cela doit rester une cure de 3 jours maximum. Choisissez donc une eau « pure » peu minéralisée et dynamisez-la en la secouant vigoureusement ou en lui rajoutant quelques gouttes de citron.

La phytothérapie et l'aromathérapie

Le naturopathe est formé à l'utilisation des **plantes** (phytothérapie) et des **huiles essentielles** (aromathérapie) dans sa pratique. C'est l'art d'utiliser les plantes pour prévenir et soigner des maladies. Véritables disciplines à elles seules, elles puisent leurs origines dans l'utilisation des simples, mot qui désignait autrefois les plantes médicinales.

De grands noms de l'histoire jalonnent leur évolution : Hippocrate, Hildegarde de Bingen, Paracelse. Mais l'art de se soigner par les plantes est aussi vieux que l'humanité et existait déjà dans les plus anciennes cultures : aborigène, amérindienne, indienne, égyptienne...

La législation européenne encadre strictement la pratique médicinale et pharmacologique des plantes et huiles essentielles dont une grande partie est réservée aux pharmaciens et aux laboratoires spécialisés. Il reste un nombre limité de plantes accessibles au naturopathe, suffisant toutefois pour bien travailler ! Les listes complètes sont édictées par l'Agence nationale de sécurité du médicament et des produits de santé (ANSM).

L'utilisation des plantes en naturopathie peut se faire de plusieurs façons :
– par voie orale, en tisane, décoction, macération, sirop ;
– par voie orale en extrait sec (gélule) ou en extrait liquide (teinture-mère, extrait de plante fraîche ou standardisée), ou encore en macérat glycériné de bourgeons (la gemmothérapie) ;

– par voie cutanée (compresses) et cosmétique (crème, savon).

Les huiles essentielles sont obtenues après distillation des plantes à la vapeur d'eau. Elles concentrent en de petites quantités des principes actifs très puissants, et c'est la raison pour laquelle elles sont à manier avec précaution (voir Fiche 10 p. 177). Demandez toujours l'avis d'un professionnel avant d'y avoir recours. Elles s'utilisent principalement par voie cutanée, en onction de la zone à traiter, après les avoir diluées dans une huile végétale. Par exemple, si vous êtes enrhumé, vous pouvez frictionner le haut du dos et votre poitrine avec une huile essentielle de tea tree (arbre à thé) diluée dans une huile de sésame.

La voie cutanée doit rester la voie privilégiée car c'est la plus sûre. Les ingestions orales d'huiles essentielles et la fabrication de suppositoires et d'ovules sont réservées aux professionnels de santé diplômés en aromathérapie.

Certaines huiles essentielles sont également utilisées en olfaction. On met quelques gouttes dans un diffuseur et on respire profondément. Ceci est très efficace pour purifier l'air ambiant ou instaurer une atmosphère de calme dans une chambre à coucher. La famille des Citrus remplit particulièrement bien cette dernière fonction : huiles essentielles d'orange douce, de petit grain bigaradier ou encore de mandarine. À diffuser une vingtaine de minutes avant d'aller se coucher.

Les huiles essentielles agissent aussi bien sur le plan physique que sur les plans énergétique et psycho-émotionnel. Ce sont des alliées très puissantes largement prisées par le naturopathe, et qui vous seront d'un grand secours dans les moments difficiles.

Les techniques manuelles

On regroupe dans cette catégorie **toutes les techniques de massage bien-être hors cadre médical et massage de kinésithérapeute**.

Il en existe beaucoup : massage aromatique aux huiles essentielles, amma, californien, suédois, balinais, thaï ; drainage lymphatique… Chaque naturopathe possède ses spécialités.

À retenir

Les techniques manuelles ont pour but de stimuler la circulation tissulaire, détendre le corps et relaxer le système nerveux.

Elles permettent, entre autres, de gagner du temps dans la mise en place d'une cure de détoxification. À titre personnel, j'utilise beaucoup les ventouses (issues de la médecine traditionnelle chinoise) pour aller chercher les toxines en profondeur dans les tissus et favoriser leur élimination. La mise en place d'un protocole complet en cabinet pour de la détox ou de l'amincissement passe toujours par plusieurs séances de massages drainants. Le but de ces soins est de relancer la circulation lymphatique (« l'éboueur » intérieur) et la circulation énergétique. En effectuant ce brassage humoral, on élimine plus facilement les toxines et on augmente son métabolisme basal.

N'hésitez pas à vous renseigner sur les techniques manuelles proposées par votre naturopathe, elles sont très complémentaires des programmes d'hygiène vitale et font gagner un temps considérable, que ce soit en revitalisation ou en détoxification !

Les techniques réflexes

Les techniques dites « réflexes » sont les pratiques de réflexologie, issues pour la plupart des médecines asiatique, indienne et égyptienne : réflexologie podale (pied), palmaire (main), linguale (langue), auriculaire (oreille) et même nasale (nez). Il en existe de nombreuses autres : moxibustion (bâtons d'armoise que l'on chauffe), fleur de prunier (petit marteau hérissé d'aiguilles), spondylothérapie (percussions sur la colonne vertébrale), points de Knap, shiatsu…

Le principe qui sous-tend le fonctionnement thérapeutique de la réflexologie est double :
– l'organe « malade » envoie une information de douleur sur un muscle et crée une hypersensibilité cutanée d'une zone localisée correspondant à cet organe ;
– l'information thérapeutique cutanée est renvoyée par les circuits nerveux vers l'organe.

La réflexologie permet essentiellement de :
– soulager la douleur (…après la séance. Sur le coup, ça peut faire mal !) ;
– relancer la circulation pour faciliter ou accélérer le travail que l'on souhaite faire ;
– apaiser le système nerveux et procurer de la détente.

Mais elle ne travaille pas à résoudre la cause. C'est un procédé facilitateur et catalyseur.

Les naturopathes pratiquent pour la plupart la **réflexologie du pied et de l'oreille**. Ceux formés au Cenatho pratiquent la sympathicothérapie, l'autre nom de la **réflexologie nasale**. Cette dernière, quoiqu'impressionnante au premier abord, est remarquable par ses effets immédiats ! C'est une technique que j'affectionne particulièrement car elle est très puissante.

La réflexologie de l'oreille, ou auriculothérapie, est directement inspirée de la médecine traditionnelle chinoise. Elle fut revisitée par Paul Nogier en 1966, qui y adapta le principe du réflexe auriculocardiaque (Rac), où le pouls réagit à une stimulation extérieure.

L'oreille est comme une cartographie miniature de l'ensemble du corps, où de petits points très précis correspondent à des

À retenir

Le principe de la réflexologie est l'action à distance sur un organe ou un tissu par la stimulation d'une zone distincte de cet organe.

organes. Grâce à un stylet, le naturopathe stimule des zones pour soit disperser des stagnations énergétiques, soit au contraire dynamiser l'organe correspondant.

Il est courant d'utiliser l'auriculothérapie dans des protocoles de sevrage tabagique ou d'amincissement, car l'action sur le métabolisme énergétique est très puissante.

En règle générale, on ne pratique des techniques réflexes que si la personne possède la vitalité nécessaire et suffisante pour accompagner la relance énergétique. On évitera donc cette technique pour les seniors, les convalescents et les personnes très affaiblies.

Beaucoup de naturopathes ont recours aux techniques réflexes pour relancer et accélérer le processus d'autoguérison. Renseignez-vous sur celles que pratique votre naturopathe et testez ! Vous serez agréablement surpris par leur efficacité.

Carte de l'oreille (selon Paul Nogier)

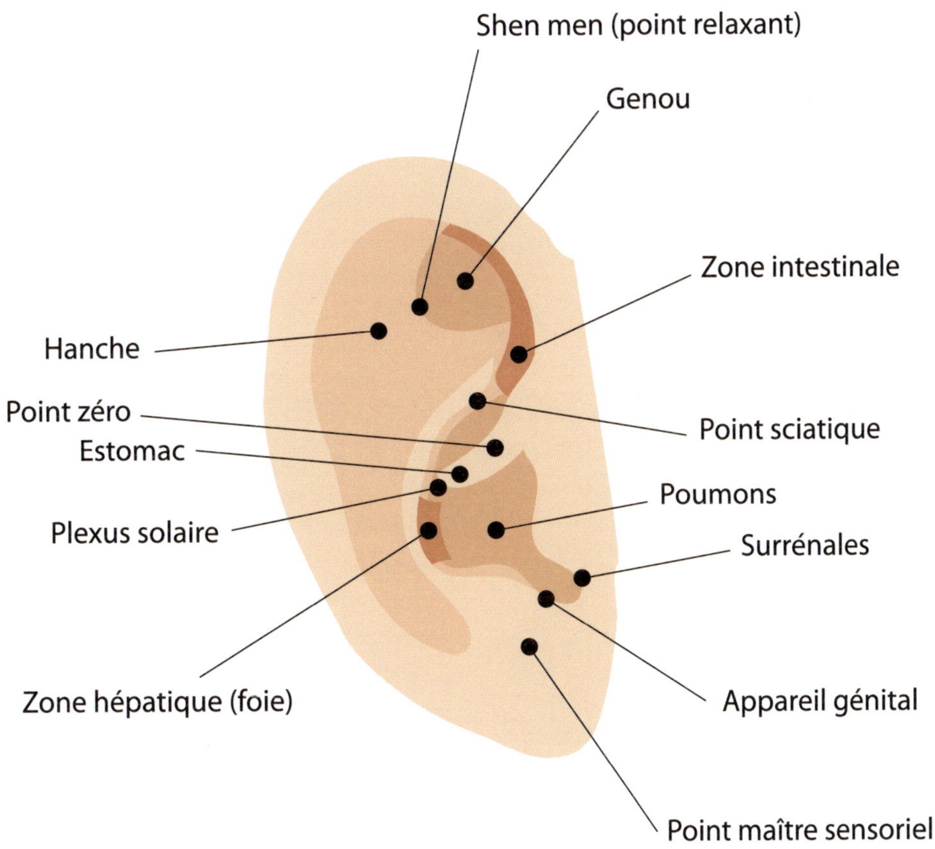

Les techniques respiratoires

Les techniques respiratoires utilisées en naturopathie sont **essentiellement empruntées au yoga et à la science du *pranayama*** (voir Fiche 7 p. 170), terme sanskrit qui veut dire « contrôle du souffle », ou « contrôle du *prana* » en tant que force vitale. Selon la science yogique, c'est en contrôlant la respiration que l'on parvient à contrôler le mental.

En naturopathie, on utilise des exercices respiratoires afin d'apaiser le système nerveux. On favorise la branche parasympathique grâce au nerf vague qui est relié directement au diaphragme. Ce circuit nerveux nous permet de nous relaxer et d'activer les mécanismes internes de réparation. Contrôler l'agitation du mental nous permet d'être plus efficaces dans nos tâches quotidiennes. Nous sommes plus concentrés, nous cessons de nous éparpiller et de gaspiller notre énergie dans des pensées stériles.

Car c'est le propre du mental que de s'agiter et de fonctionner par projection :

– projection dans le passé, on se repasse les événements en boucle : « Comment j'aurais pu répondre différemment », « Et si j'avais agi ainsi… » ;
– projection dans le futur : « Que vais-je acheter pour dîner ce soir ? », « Quel est mon programme demain ? », « Plus que trois semaines avant les vacances… »

Nous ne sommes jamais vraiment présents à nous-mêmes, ni aux autres d'ailleurs. La tendance actuelle est que nous sommes toujours connectés à nos smartphones, toujours dans un ailleurs qui promet faussement d'être mieux que l'ici et maintenant. Nous ne savons plus nous ennuyer sur un quai en attendant le train, nous sommes dans une sollicitation sensorielle permanente. Nous perdons une énergie considérable à cause de cette hyperstimulation sensorielle, car nous recevons de l'information inutile en permanence. De quoi cherchons-nous donc à nous divertir à tout prix ? En apportant notre attention à notre respiration, nous replaçons notre conscience vers nous-mêmes. Nous revenons dans le moment présent.

Inspirer et expirer sont des actes automatiques, nous n'avons pas besoin d'y penser. Heureusement, sinon nous serions morts depuis longtemps ! Imaginez si vous deviez ordonner à votre diaphragme « Descends » dix à douze fois par minute ! Impossible, n'est ce pas ? Le corps possédant une intelligence remarquable, le mouvement respiratoire est géré par le système nerveux autonome involontaire, celui dont nous avons parlé précédemment. Mais nous pouvons aussi choisir de respirer volontairement, avec notre conscience. En apportant toute notre attention à la respiration, plusieurs choses vont se passer. Nous allons nous sentir plus calmes, plus apaisés. Une sensation physique de bien-être s'installe dans le corps. Notre mental va s'apaiser, comme un oiseau qui viendrait se reposer sur une branche. Notre respiration va s'harmoniser avec les battements du cœur. La pression artérielle redescend, l'adrénaline baisse, l'acétylcholine augmente. L'énergie vitale en nous va circuler plus librement.

Il existe de nombreux exercices respiratoires, il serait impossible de tous les

décrire. Voici les principaux utilisés couramment par les naturopathes :
- la respiration ventrale ;
- la respiration complète ;
- la cohérence cardiaque ;
- la respiration alternée.

La pratique de la **méditation de pleine conscience**, ou *mindfullness*, se répand de plus en plus dans les écoles et dans de nombreux centres de pratique pour adultes. C'est une méthode qui associe la respiration et la concentration que l'on porte à chacun de ses gestes quotidiens. Elle est très efficace pour ramener notre attention à l'instant présent et nous relaxer au quotidien. De nombreuses études valident aujourd'hui les bienfaits d'une pratique *mindfullness* sur l'attention des élèves, leurs facultés d'apprentissage, la baisse des violences scolaires.

Vous trouverez en fin d'ouvrage des fiches détaillées *(voir p. 153)* sur les techniques respiratoires pour les appliquer chez vous. Elles sont sans danger pour une utilisation personnelle à la maison, même si vous ne pratiquez pas le yoga.

Les techniques énergétiques

Les techniques énergétiques regroupent essentiellement le **magnétisme** et l'utilisation des aimants, qu'on nomme **magnétothérapie**. Il existe de nombreuses autres appellations de soins énergétiques : bioénergétique, *quantum touch*, *touch-light* thérapie® (TLT), *love energetics®*... Elles diffèrent par leur mode opératoire mais ont toutes le même but : réharmoniser la circulation énergétique en levant les blocages engendrés par des chocs inscrits dans nos structures (éthérique, émotionnelle, mentale...).

Le **magnétisme**, pratiqué par les magnétiseurs, est une spécialité à part entière très complémentaire des protocoles de naturopathie. Le magnétisme de base consiste à utiliser le champ magnétique du corps. Les pathologies peuvent perturber le champ électromagnétique de ce dernier et engendrer des déséquilibres, que le thérapeute est à même de pouvoir corriger. Il redirige l'énergie dans la zone où elle ne passe pas. C'est comme un aimant, où les pôles + et – correspondent aux deux mains du praticien. Une main est émettrice, l'autre réceptrice, et le « courant » passe entre les deux. Une des applications principales du magnétisme est de soulager la douleur. Douleurs liées à des accidents traumatiques, des fractures, des pathologies inflammatoires, des brûlures de feu ou de chimiothérapie, des pathologies cutanées coriaces comme le psoriasis...

Les **aimants** fonctionnent sur le même principe. Deux pôles opposés sont placés de part et d'autre d'une zone douloureuse, et la circulation qu'ils engendrent permet d'accélérer le processus de guérison. Le procédé exact reste encore mystérieux, quoique plusieurs hypothèses aient été avancées : conduction du champ électromagnétique par le fer sanguin, utilisation de la magnétite, dépolarisation et repolarisation des cellules...

Les récents travaux du Dr Goiz en biomagnétisme sont assez spectaculaires et ouvrent la voie à de nouvelles applications thérapeutiques des aimants.

L'utilisation des pierres, ou **lithothérapie**, est aussi une technique énergétique utilisée en naturopathie. Depuis l'Égypte ancienne, les pierres sont utilisées pour leurs qualités minérales et pour leurs qualités énergétiques. Les pierres travaillent sur un niveau subtil, mais, avec un peu de pratique, on apprend à ressentir très vite leurs effets sur notre corps : sensation d'ancrage dans le sol, de chaleur dans le plexus... Une belle découverte à la portée de tous, pour peu qu'on prenne le temps de faire le calme à l'intérieur et de se concentrer sur son ressenti ! Par exemple, l'œil-de-tigre permet d'augmenter notre ancrage dans le sol ; la labradorite travaille essentiellement sur le plexus et nous permet de nous connecter plus facilement à notre ressenti.

Les techniques de rayonnement

Appelées également **techniques vibratoires**, les techniques de rayonnement sont fondées sur les qualités thérapeutiques des ondes et leurs fréquences. Plusieurs « façons » de produire ces dernières sont utilisées :

– **la chromothérapie.** C'est l'utilisation des couleurs pour promouvoir l'autoguérison. À chaque couleur correspond une longueur d'onde, une vitesse et un rythme spécifique, qui entre en résonance avec les cellules ;

– **la musicothérapie.** Les sons et la musique sont des ondes, qui agissent sur la fréquence vibratoire des cellules. Certaines fréquences sont favorables à la guérison, et ce sont sur ces fréquences que la musique agit ;

– **les ondes scalaires.** Mises en lumière par Nicolas Tesla, ces ondes sont à la base de la communication entre les cellules, les tissus, les organes et même des êtres entre eux.

Appelées « ether » en ayurvéda, ou « neutrinos » en physique quantique, ces ondes que nous émettons et recevons du soleil et de la terre en permanence sont structurantes de notre matière et de notre environnement. Il existe aujourd'hui une branche de la médecine dite « quantique », qui utilise des machines qui envoient au corps des fréquences considérées comme thérapeutiques. Ces machines[3] ont été conçues à l'origine pour pouvoir soigner les astronautes en mission spatiale, sans médicaments. Elles sont aujourd'hui principalement utilisées pour traiter certains cancers, la maladie de Lyme ou des infections virales. Il s'agit bien là de la médecine du futur, qui agit sur l'information cellulaire. Cette pratique fonctionne de la même façon que l'homéopathie.

Comme nous l'avons vu, les dix outils de la naturopathie sont très diversifiés et sont presque chacun des spécialités à part entière. C'est pourquoi la grande majorité des naturopathes sont experts en alimentation, puis spécialisés dans certaines techniques plus que d'autres. Chacun peut donc ainsi trouver le naturopathe qui lui correspond.

3. Nommées Physioscan, Metatron, SWD ou encore Rife.

L'individualisation naturopathique

L'individualisation est une notion fondamentale de la naturopathie. C'est-à-dire que chaque programme d'hygiène vitale délivré par votre naturopathe est taillé sur mesure pour vous, adapté à votre constitution et à votre tempérament.

Nous ne sommes pas tous les mêmes : nous venons au monde avec un capital génétique héréditaire différent, des métabolismes inégaux, nous n'avons pas tous les mêmes points forts et maillons faibles. Votre capital de départ, hérité de vos parents et immuable, est ce qu'on nomme la constitution. C'est l'ensemble de vos paramètres physiques de naissance.

Il existe en naturopathie **quatre grandes constitutions** issues directement d'Hippocrate, qui ont chacune leurs caractéristiques en termes de systèmes forts, systèmes faibles, caractère comportemental et pathologies associées : **Nerveux**, **Bilieux**, **Sanguin**, **Lymphatique**.

Il existe aussi des **tempéraments** en médecine chinoise, associés aux constitutions **bois**, **feu**, **terre**, **métal**, **eau** : les **Shao Yang**, **Tsue Yin**, **Yang Min**, etc.

En ayurvéda, la constitution est déterminée par les trois **doshas** : **Vata**, **Pitta**, **Kapha**. Chaque individu possède une constitution de naissance, structurée par l'action combinée des qualités de l'univers. Selon votre dosha dominant (voir Fiche 1 p. 154), vous héritez d'un patrimoine physique avec certaines prédispositions. Vous trouverez en fin d'ouvrage un questionnaire permettant de déterminer votre dosha ayurvédique et les aliments qui permettent de l'équilibrer.

Le tempérament reflète la façon que vous avez eue jusqu'à aujourd'hui de gérer les stress de la vie.

Pour plus de simplicité, retenons l'idée de catégories issues de caractéristiques physiques et psychiques qui nous donnent nos forces et nos vulnérabilités constitutionnelles. Connaître sa constitution est donc d'une importance capitale si on cherche à être en meilleure santé. C'est le travail du naturopathe de déterminer votre constitution et de vous apprendre à mieux vous connaître.

Voici les quatre catégories hippocratiques utilisées en naturopathie, avec leurs correspondances dans la classification ayurvédique (Vata – Pitta – Kapha) :

LE NERVEUX (VATA)

De morphologie fine, soit très grand, soit très petit, mais indéniablement mince, le nerveux est quelqu'un qui a des difficultés à prendre du poids. Ses mains sont fines, avec des doigts « de type pianiste ». Son visage est ovale ou triangulaire, avec un menton plutôt en pointe. Sa dentition a tendance a être un peu désordonnée, sa peau à tendance sèche, ses articulations sont noueuses. Ses veines sont visibles et ses muscles naturellement peu développés.

Les nerveux ont un appétit variable et peuvent vite avoir des rythmes de repas désordonnés. Leur capacité digestive est également assez fluctuante. Ils aiment les saveurs sucrées et les boissons chaudes, car ce sont des personnes plutôt frileuses. Leur élimination est souvent compliquée, ils sont facilement constipés, avec des selles sèches et des urines rares. Les nerveux ne transpirent pas beaucoup non plus, et ont souvent les mains et pieds froids. Ils ont une tendance à dormir moins que les autres.

Les nerveux Vata sont très créatifs, ils ont beaucoup d'idées. Ce sont des personnes alertes, qui s'agitent facilement et se fatiguent vite. Ils ont une compréhension très rapide des choses, mais peuvent avoir tendance à vite oublier. Souvent anxieux, les nerveux ne tolèrent pas bien les contrariétés et ne sont pas très téméraires.

Sur le plan fonctionnel, les nerveux ont une tendance « naturelle » à la déminéralisation, aux affections rhumatismales, aux problèmes de transit et de sommeil. Constipation et insomnie sont très courantes, ainsi que la frilosité excessive, les crampes, les douleurs de dos, les ongles et cheveux cassants, les caries chroniques, la sécheresse des muqueuses, la dépression.

Réchauffer et reminéraliser sont les maîtres mots du nerveux Vata. Pour équilibrer un nerveux en alimentation, il faut privilégier les aliments chauds et cuits, avec des saveurs douces, salées et légèrement huileuses. Par exemple, la patate douce, l'huile de sésame, les viandes correspondent bien à ce type.

Il faudra s'occuper en priorité du système nerveux chez lui, car c'est son maillon le plus fragile.

LE LYMPHATIQUE (KAPHA)

Le lymphatique possède une morphologie dense et solide. Fortement charpenté, c'est un type constitutionnel qui a tendance à prendre du poids facilement. De teint plutôt pâle, son visage est rond, ses mains sont froides, carrées, un peu gonflées, avec des doigts courts. Sa peau est douce, épaisse, ses veines non marquées et ses yeux ont plutôt tendance à être grands et attractifs.

Le lymphatique a peu d'appétit et une digestion plutôt lente. Son élimination est lente également, le transit est long et les selles sont plutôt molles et denses. Il se déplace lentement et bénéficie d'un sommeil profond souvent prolongé. Il a une très bonne capacité de récupération. Les lymphatiques sont des individus solides, endurants, dotés d'une personnalité agréable et constante ; souvent des personnes bienveillantes sur qui l'on peut compter.

Le lymphatique a une tendance naturelle à la stabilité et, *a fortiori*, à l'inertie. Son système endocrinien (hormonal) peut facilement se ralentir, ainsi que le digestif. C'est pourquoi il prend facilement du poids. Sa tendance à la frilosité s'explique aussi par le manque de circulation sanguine et lymphatique. Il est aussi sujet à l'œdème, à la rétention d'eau, au diabète et au syndrome métabolique.

Pour équilibrer le lymphatique, le maître mot est **dynamiser**. Dynamiser son métabolisme, aussi bien par la pratique de l'exercice physique au quotidien que par l'alimentation, avec des saveurs astringentes, amères et piquantes, l'utilisation abondante des épices, du gingembre, du poivre, des aliments amers comme l'endive, l'asperge, des plats végétariens légers, ou astringents comme la myrtille, la poire.

Il lui est également recommandé de pratiquer des activités d'intensité modérée mais de longue durée : marche nordique, aviron, yoga, tennis, course à pied...

LE BILIEUX (PITTA)

La morphologie du bilieux est à mi-chemin des précédents : musculature marquée, voire carrure charpentée, de taille moyenne, avec une capacité à prendre ou perdre du poids facilement, pour peu qu'il y mette de la volonté. Sa densité minérale est bonne, son squelette est fort et ses articulations marquées. Le bilieux a le visage un peu rectangulaire, avec une mâchoire marquée, des pommettes et des arcades soulignées. Il est d'un naturel assez tonique, sportif et volontaire. Ses mains sont un peu carrées, avec des doigts de la taille de la paume.

Le bilieux a une fragilité digestive, car son point faible est le fonctionnement du foie et de la vésicule biliaire. Il est vite touché par des soucis de transit, d'allergies, de transpiration abondante et odorante, des déséquilibres hormonaux (chez la femme), des inflammations locales articulaires et tendineuses. Sensible au stress et passionné, il peut vite être colérique, irritable, et la frustration est mal vécue.

Le foie et l'intestin étant très sensibles aux acides apportés par l'alimentation, il est très important de **désacidifier** les individus bilieux de constitution. Leur métabolisme relativement élevé et leur tendance à un fonctionnement hyperthyroïdien peuvent vite basculer dans l'hypothyroïdie s'ils sont trop exposés au stress et que leur alimentation ne leur convient pas. Naturellement attirés par les aliments riches en protéines, les bilieux ont une tendance à l'acidose métabolique. Ils peuvent aussi assez facilement être de gros consommateurs de café, thé, piments et autres excitants.

Les acides principaux (blé, laitages animaux, viande rouge, café) sont à supprimer de leur alimentation et, pour prendre soin du foie et de l'intestin, le recours aux plantes et aux soins spécifiques est la solution. Selon les problématiques rencontrées, on utilisera plutôt des plantes amères comme la gentiane, le fumeterre, le chardon-Marie, l'artichaut ou encore la réglisse. La chlorophylle, en tant que nettoyant intestinal, est particulièrement efficace, associée à une alimentation spécifique dite « hypotoxique ».

Les bilieux ont également un besoin important d'activité sportive. Le yoga, l'escalade, la natation, la course à pied ou le ski équilibrent bien ce type.

LE SANGUIN
(PITTA-KAPHA)

Ce dernier type constitutionnel est mixte en ayurvéda, en naturopathie on distingue le bilieux du sanguin par sa morphologie. Là où le bilieux a tendance à la rétraction des tissus (il perd du poids en situation de stress), le sanguin tend plutôt vers la dilatation.

Il est d'une corpulence moyenne, mais il prend facilement du poids. Ses mains sont charnues, chaudes et puissantes. Il a le teint coloré, le visage rond, et un tempérament jovial et positif. C'est un bon vivant, extraverti et énergique. Il est passionné et généreux.

Chez les sanguins, « tout passe ». Ils n'ont pas vraiment de système fragile au départ, ce qui fait que, généralement, ce sont des personnes qui vont dans les excès : nourriture absorbée en grande quantité, alcool, tabac, café... Ce sont des bons vivants, plutôt sédentaires, qui n'aiment pas vraiment se restreindre en quoi que ce soit.

Leur point faible vient donc de la surcharge qui se profile d'année en année : surcharge pondérale, surcharge sanguine de cholestérol, triglycérides et glucose. Surcharge hépatique également : ils peuvent développer de la stéatose (foie gras), ce sont de bons candidats au syndrome métabolique et diabète de type 2. Toujours en raison de la surcharge, le système cardiovasculaire peut se fragiliser avec les années, et le sanguin constitutionnel peut développer de l'hypertension artérielle, de l'artériosclérose, des plaques d'athérome.

La stratégie naturopathique consiste à **modérer** le sanguin dans ses excès. Tempérer le feu pour soulager les systèmes digestif, cardiovasculaire, et purifier le sang. Des mesures diététiques comme les monodiètes ou le jeûne lui sont très bénéfiques, ainsi que l'adoption d'une alimentation de type méditerranéen ou crétois.

Avez-vous reconnu votre constitution grâce aux descriptions ci-dessus ? Les recommandations alimentaires diffèrent d'un type à l'autre. Vous retrouverez en annexe un tableau d'aliments à privilégier et à éviter selon votre constitution de façon générale, sachant que ces recommandations peuvent être adaptées selon les cas particuliers (voir Fiche 1 p. 154 et Fiche 2 p. 159).

Le temps de la consultation

En pratique, une consultation de naturopathie se passe en **trois temps**.

L'ANAMNÈSE

La première partie est consacrée à l'anamnèse. C'est un temps de questions sur le patient : ses antécédents médicaux, son alimentation actuelle, son hygiène de vie, son métabolisme.

Le naturopathe passe en revue l'ensemble des systèmes (digestif, nerveux, endocrinien, ostéo-articulaire…) afin de rechercher la **cause primaire** des éventuels soucis de santé qui amènent à consulter. C'est un temps d'échange très important qui permet au naturopathe d'apprendre à connaître le fonctionnement du patient.

LE BILAN DE VITALITÉ

La seconde partie est celle du bilan de vitalité. Le praticien détermine la constitution du patient grâce à l'observation du visage, des mains, de l'attitude générale. Il recherche aussi les signes visibles de déséquilibres sur le visage, la langue, dans les yeux, pour établir sa vitalité générale, les surcharges et les carences potentielles.

Cela vient compléter le bilan effectué par l'anamnèse et permet de préciser certains points relatifs au terrain.

L'observation de la langue est un outil de bilan très significatif. Comme en ayurvéda ou en médecine traditionnelle chinoise, la langue reflète l'état général et indique des dysfonctionnements très précis selon les signes qu'elle porte.

Carte de la langue

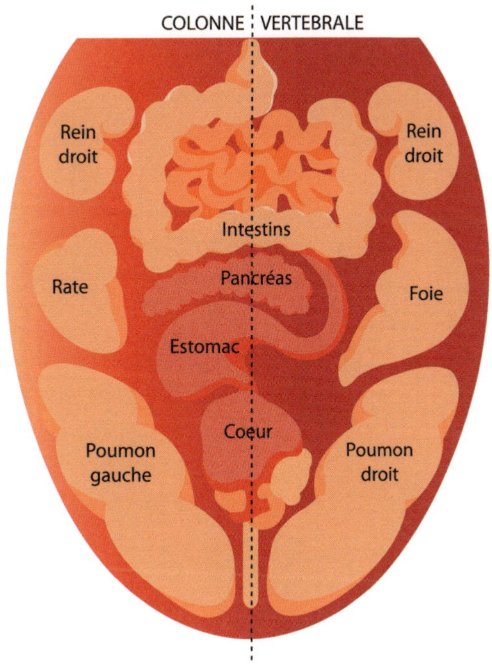

Le bilan iridologique permet d'affiner la connaissance du terrain de la personne. L'iridologie est une technique d'observation de l'iris (partie colorée de l'œil). Certains lui attribuent exagérément une valeur diagnostique. C'est un examen précieux en termes d'outil de bilan vital, mais cela doit rester uniquement un indicateur clinique.

Chaque iris est unique. Il porte sur sa trame des indices clairs sur le terrain, la constitution, les « maillons faibles », les carences minérales, les surcharges lipidiques... À chaque zone de l'iris correspondent des tissus et des organes.

Prise de pouls

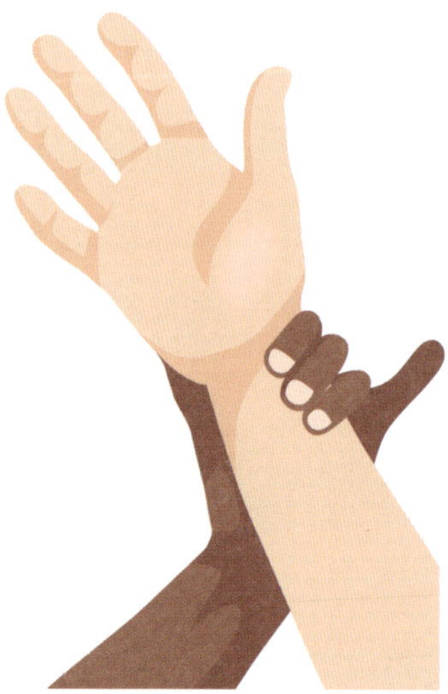

Le bilan de pulsologie est un outil également inspiré des médecines chinoise et indienne. La prise du pouls sur l'artère radiale montre bien plus que les simples battements du cœur. C'est une mesure de la circulation de l'énergie dans le corps entre différents pôles, ou loges. Selon l'endroit où les doigts du praticien sont placés, il « écoute » telle ou telle loge, à laquelle correspondent des organes précis.

Pour prendre soi-même son pouls, il convient de placer ses doigts sur l'artère radiale de l'autre main, en passant en dessous du bras de façon à placer les doigts à l'extérieur. Cherchez la petite bosse osseuse vers le poignet et placez le majeur dans le creux derrière cette bosse. Placez ensuite l'index et l'annulaire de part et d'autre du majeur, sur l'artère radiale.

Vous sentirez probablement, en ne mettant pas tous les doigts en même temps, que votre pouls résonne différemment selon l'endroit où vous placez un doigt. Les ressentis sont aussi différents selon la pression exercée par vos doigts, en surface ou plus en profondeur.

Toutes ces différences sont interprétées par le praticien. Cela donne une image très précise de là où se situe l'énergie dans le corps, de son niveau et de sa circulation. Cela permet d'ajuster très finement le troisième temps de la consulation.

L'iridologie

Œil droit

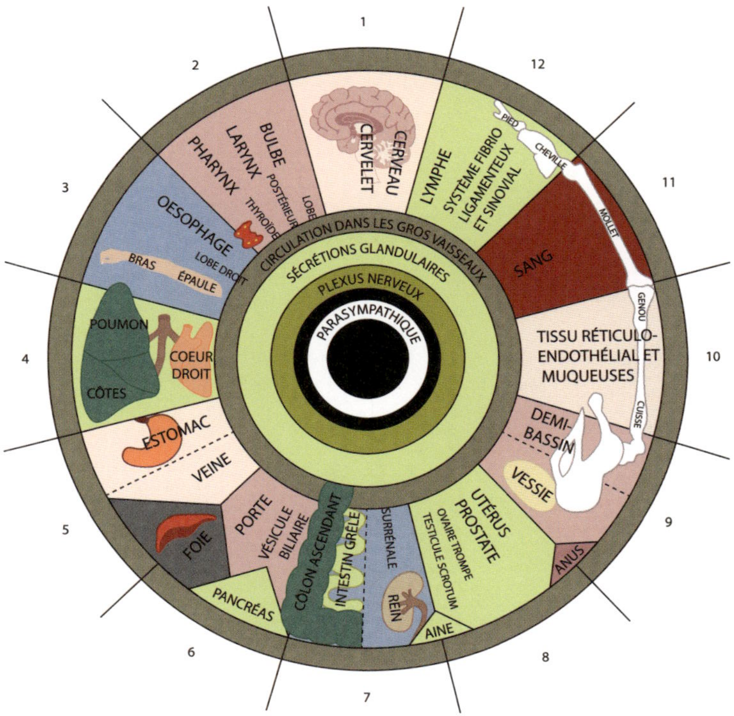

Œil gauche

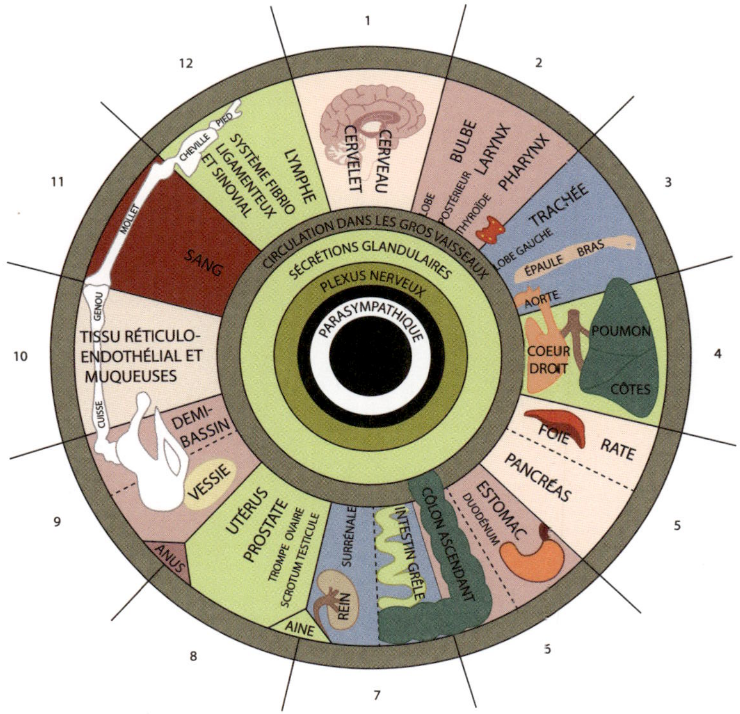

Le programme d'hygiène vitale (PHV)

Véritable protocole à suivre, le PHV est le résultat de la compréhension de la problématique du patient par le naturopathe et les moyens à mettre en œuvre pour la résoudre.

Le PHV comporte nécessairement :

– **Des mesures alimentaires individualisées.** L'ajustement de l'alimentation en fonction du terrain et des déséquilibres rencontrés permet de rétablir l'équilibre sur le long terme. Parfois, on pense « faire attention » ou « bien manger », alors qu'en réalité nos habitudes alimentaires nous déséquilibrent et aggravent nos problèmes. Il faut alors repenser notre diététique selon un angle plus global, afin de relancer la circulation interne et permettre à l'organisme de se régénérer.

À retenir

La mise en place de nouvelles habitudes prend généralement du temps, c'est pour cette raison que les consultations en naturopathie sont espacées de plusieurs semaines. En moyenne, les visites ont lieu toutes les 6 à 8 semaines.

– **Un conseil d'activité physique.** Il peut s'agit d'une posture spécifique à travailler, un étirement, un exercice de renforcement abdominal, ou toute activité en rapport avec le patient et son motif de consultation. Le naturopathe peut également conseiller sur la pratique d'un sport.

Je conseille souvent à mes patients la pratique des postures issues du yoga, à la fois en douceur et en renforcement profond. Beaucoup de problèmes de dos et de douleurs articulaires en général sont liés à un manque d'étirement et à de l'hypotonie musculaire.

Parfois, la consultation a pour objectif d'accompagner le sportif dans ses objectifs d'entraînement, de récupération, de gestion du poids, de prévention de la blessure. La naturopathie apporte des clés majeures aux sportifs soucieux de leur bien-être, tout en respectant la physiologie et les bases du métabolisme sportif. L'ensemble du PHV est alors orienté dans cette démarche d'accompagnement sportif.

– **Une clé de gestion du stress.** Plusieurs techniques peuvent être utilisées ici.

Il peut s'agir d'un exercice respiratoire issu du yoga comme la respiration ventrale ou la respiration complète.

Si le praticien pratique la sophrologie ou une forme de psychothérapie, il peut proposer un accompagnement spécifique.

L'utilisation d'une huile essentielle, d'une plante, d'un élixir floral ou encore la prise d'un complément alimentaire agissant sur le système nerveux peuvent constituer une autre clé.

Le naturopathe peut aussi pratiquer une technique manuelle et/ou énergétique : un massage, une technique réflexe, un soin énergétique.

L'outil choisi dépend bien évidemment des besoins du consultant et du praticien. Chaque naturopathe possède ses spécialités, et il est important que le patient se sente en confiance avec son naturopathe pour l'accompagner dans sa démarche de santé.

La fourchette moyenne tarifaire des consultations va de 60 à 90 euros, pour une durée d'environ 1 h - 1 h 30.

Encore une fois, préférez un naturopathe membre d'une organisation professionnelle représentative comme l'Organisme de la médecine naturelle et de l'éducation sanitaire (Omnes) ou le Syndicat des professionnels de la naturopathie (SPN).
C'est une garantie de sérieux et de professionnalisme.
La liste des praticiens agrées par cette association se trouve sur les sites www.naturopathe.net et www.syndicat-naturopathie.fr.

Partie 2

Il est temps maintenant d'aborder les problématiques pratiques rencontrées en général, et leurs réponses naturopathiques. Nous allons traiter de quatre grands thèmes, très classiques des maux contemporains : le système digestif, le stress, le syndrome métabolique et l'inflammation. Et, pour chacune d'entre elles, vous informer sur les bénéfices apportés par la naturopathie. Cela dit, les conseils donnés ici ne sont pas nécessairement adaptés à votre situation, demandez conseil à un professionnel de santé !

Le système digestif

« *La santé réside dans l'interaction du corps avec la nourriture.* »

Marion Kaplan, Paléobiotique

DE QUOI S'AGIT-IL ?

Revenons rapidement sur les fonctions du système digestif. Il commence par la bouche et se termine à l'anus. C'est grâce au système digestif que nous transformons notre bol alimentaire en nutriments. Le corps va absorber ceux-ci pour ensuite les convertir en énergie. Grâce à un système enzymatique complexe et vieux de plusieurs milliers d'années, les aliments que nous mastiquons s'unissent à nos cellules. Nous devenons littéralement ce que nous mangeons grâce à la digestion.

Lorsque vous croquez dans une pomme, la salive et la mastication vont casser les molécules du fruit en de plus petits morceaux de fibres et de sucres qu'on nomme les oses. Pour la pomme, ce sera surtout du fructose. Le rôle de la mastication est primordial pour avoir une bonne digestion. Vous « mâchez » le travail pour vos autres organes digestifs qui, eux, n'ont pas de dents ! On économise ainsi une énergie importante.

Pourquoi mastiquer ?

Le corps doit fabriquer chaque jour plus de 9 litres de fluides pour digérer les aliments.

Imaginez la quantité d'énergie consommée par la digestion quotidiennement ! Il suffit de se souvenir de la fatigue subie après un déjeuner de fête prolongé pour réaliser la quantité d'énergie consommée par le corps pour fabriquer les enzymes.

La fatigue postprandiale est très courante aujourd'hui, car nos repas sont en général composés d'un mélange de toutes les familles alimentaires : céréales, protéines animales, laitages, fruits, légumes, et le corps doit fournir un effort plus important pour digérer des repas si complexes.

L'ère moderne du mélangisme alimentaire est une catastrophe pour la plupart des personnes, lesquelles se retrouvent épuisées après chaque repas au point de ne plus pouvoir travailler. Bien sûr, on peut faire la sieste, mais qui aujourd'hui prend le temps de la faire avec les exigences professionnelles, les nombreuses activités quotidiennes, la course effrénée à l'efficacité et au rendement… Nous aurions

L'appareil digestif

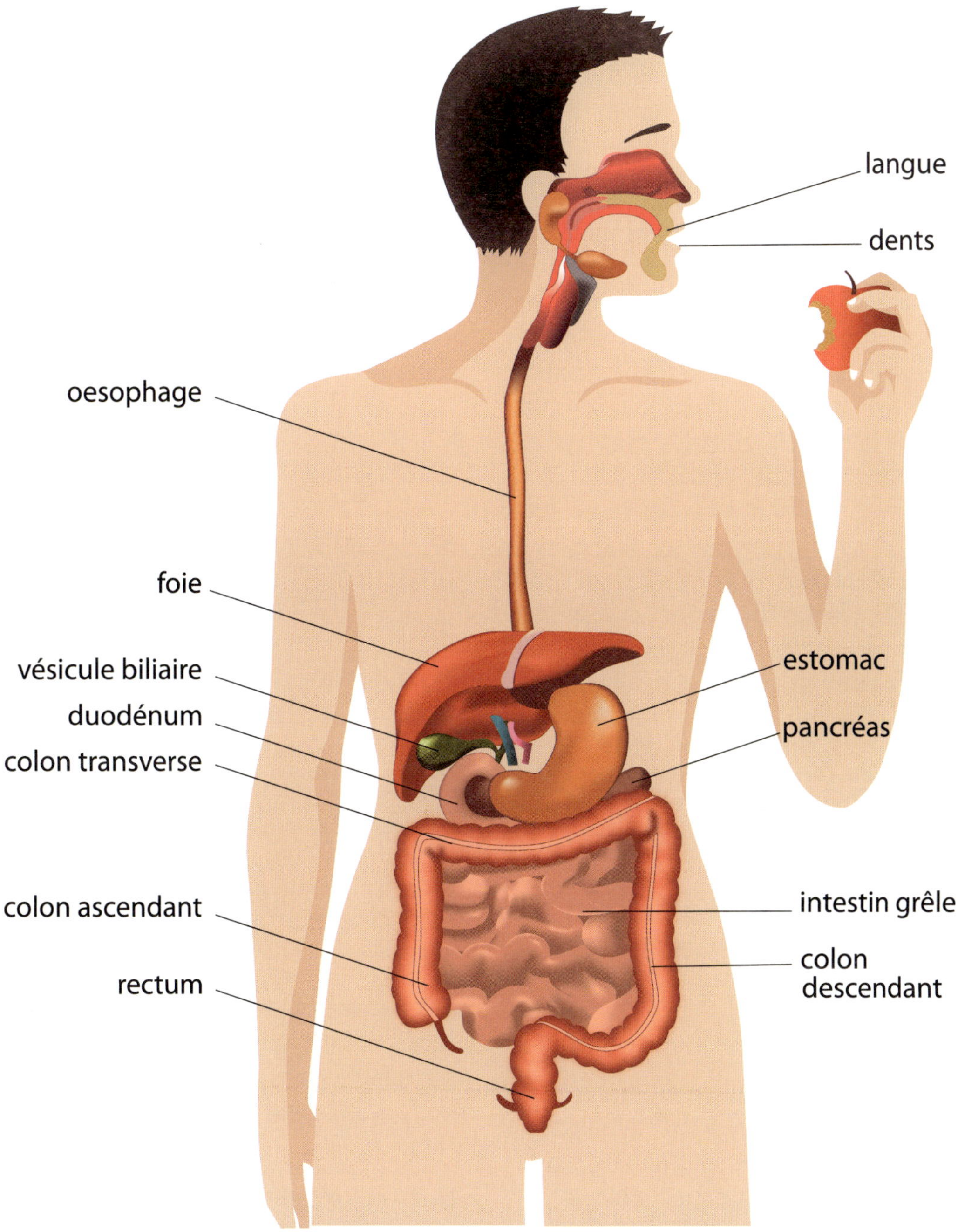

beaucoup à gagner à ralentir notre rythme. Commençons déjà par ralentir notre mastication et notre temps de repas. Mastiquer efficacement son repas suffit en général à faire perdre 1 ou 2 kg, car nous mangeons de plus petites quantités. En plus de vous assurer une digestion plus efficace, vous serez plus vite rassasié si vous prenez le temps de mastiquer correctement : une vingtaine de fois est un bon début.

Le fonctionnement des organes appartenant au système digestif est sensiblement calqué sur le même schéma : casser les grosses molécules grâce aux enzymes et les transformer en nutriments assimilables par le corps. C'est ce qui se passe dans la bouche, l'estomac, l'intestin grêle et le gros intestin, appelé aussi côlon. L'assimilation des nutriments commence dans l'intestin grêle et se termine dans le côlon. Les résidus non digérés et les fibres non assimilables sont ensuite transportés vers la partie terminale du côlon, puis évacuées par le rectum et l'anus.

Selon notre constitution, notre métabolisme et nos choix alimentaires, 18 à 26 heures s'écoulent entre le moment où nous nous mettons à table et l'évacuation des selles aux toilettes.

Pourquoi le système digestif est-il tant mal en point aujourd'hui ?

À l'heure de l'alimentation industrielle pétrochimique et du « prêt-à-manger », nombre de personnes souffrent de problèmes digestifs : constipation, colopathies, dysbiose, candidose, « côlon irritable », maladie de Crohn, rectocolite hémorragique et bien d'autres encore.

Notre façon de nous alimenter a beaucoup évolué depuis une quarantaine d'années, alors que nos enzymes et nos organes ont mis, eux, des milliers d'années pour s'adapter à l'alimentation de l'humain. Notre nourriture n'est plus en adéquation avec notre nature, et le corps, malgré des preuves d'adaptation remarquables, montre que la nourriture moderne ne lui convient pas.

« Toute maladie commence dans l'intestin. »

Hippocrate

Le microbiote

La clé de notre désadaptation se trouve dans le microbiote.

Neuf dixièmes de nos cellules sont des bactéries, qui se trouvent dans l'intestin, sur la peau, dans les muqueuses. La flore intestinale représente à elle seule environ 2 kg. C'est une écologie propre à chaque individu, qui se détermine dans les 1000 premiers jours de la vie : neuf mois de grossesse et les deux premières années de vie.

Ces dernières années, des recherches médicales ont mis en évidence le rôle du microbiote dans la compréhension que nous avons de la santé et notamment de la santé digestive.

La prise fréquente d'antibiotiques et l'alimentation moderne pleine de sucres transformés, d'additifs, de pesticides et de produits laitiers affectent profondément l'équilibre microbien. La digestion ne se fait plus correctement, des gaz de fermentations sont produits et la voie de l'inflammation chronique générale est ouverte. Nous reviendrons sur le rôle de la flore intestinale et son implication dans diverses pathologies.

LES PROBLÈMES DE TRANSIT

Un transit considéré comme normal est de une à deux selles par jour. Pour évaluer leur qualité et donner des indices sur le fonctionnement digestif, on a recours à l'échelle de Bristol, représentée ci-dessous.

Votre transit est normal si vous évacuez des selles de type 3 ou 4. Les types 1 et 2 relèvent de la constipation, et 5 à 7 de la diarrhée et de l'inflammation.

La constipation

La constipation est un problème très courant, avec une nette prédominance féminine – environ 70 % des femmes déclarent y être sujettes – et de façon plus ou moins chronique pour 30 % d'hommes. Le ralentissement du péristaltisme peut être dû à de nombreuses causes que nous allons détailler ci-dessous. Il y a constipation si on évacue des selles de type 1 et 2, avec une fréquence inférieure à une fois par jour. Pour mesurer la durée de votre transit, consommez des aliments marqueurs comme des grains de maïs et faites l'inspection de vos selles le lendemain. Vous aurez ainsi une idée du nombre d'heures écoulées entre l'ingestion et l'évacuation.

Échelle de bristol

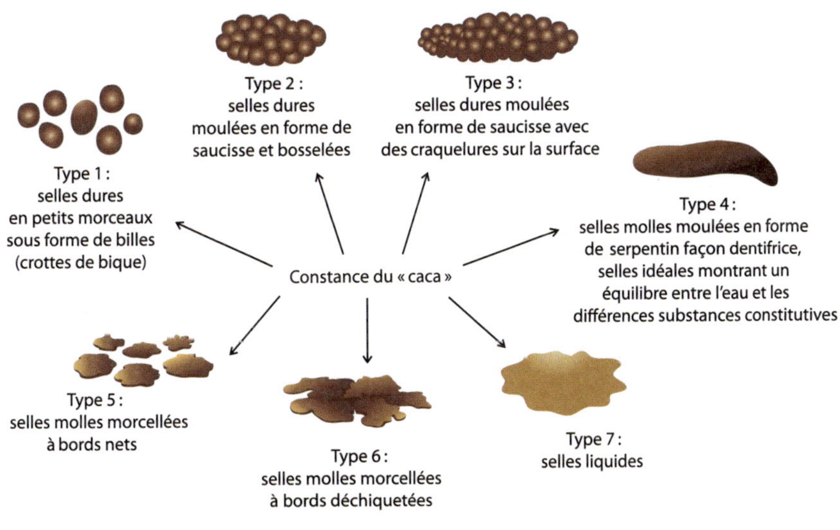

En pratique

Signes cliniques de constipation

* Selles de type 1 ou 2, avec une fréquence inférieure à 1 selle par jour.
* Difficultés d'évacuation, douleurs anales, saignements, ballonnements, gaz.

Causes possibles

* Déshydratation, sédentarité, alimentation pauvre en fibres ou en graisses.
* Paresse hépatique (le foie ne fabrique pas assez de bile).
* Mauvais fonctionnement de la vésicule biliaire (dyskinésie biliaire).
* Déséquilibre de la flore intestinale.
* Stress, difficulté à lâcher prise, manque de sommeil.
* Constitution nerveux-Vata, carences minérales.

Clés naturopathiques

Alimentation

* Mastiquer les aliments plus longuement.
* Augmenter les fibres : légumes frais, fruits frais, légumineuses, son de blé. Prendre uniquement des fruits crus au petit déjeuner.
* Augmenter la quantité de chlorophylle dans l'alimentation : légumes verts, spiruline, jus d'herbes.
* Boire plus d'eau entre les repas.
* Rajouter des huiles crues de première pression à froid dans l'assiette : olive, noix (2 cuillerées à soupe par jour).
* Consommer du psyllium réhydraté dans de l'eau le matin à jeun.
* Boire 1 verre d'eau chaude avec du jus de citron et un peu d'huile d'olive le matin.

Exercice physique

* Poser les pieds sur un bottin pour les surélever lorsque vous allez aux toilettes.
* Yoga : pratiquer la posture de la **demi-torsion vertébrale, *Ardha matsyendrasana.***

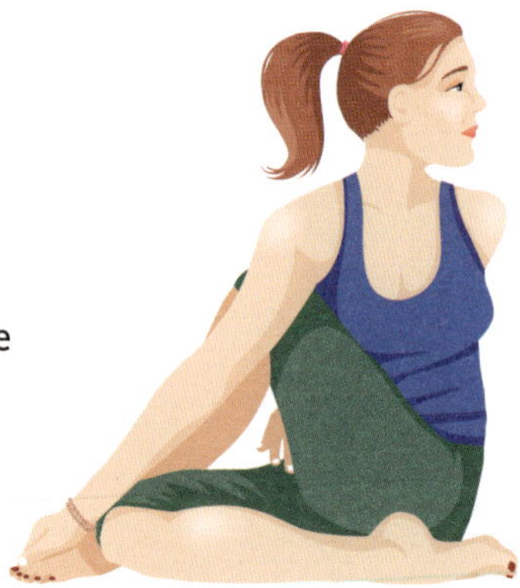

S'asseoir les jambes allongées devant soi.
Placer le pied droit à l'extérieur du genou gauche et pivoter le buste pour placer le bras gauche contre le genou droit. Tourner la tête vers la droite et porter le regard le plus loin possible derrière.
Respirer profondément.
Passer ensuite à l'autre côté.

Respiration (yoga)

***Udjana bandha*, ou la mobilisation du diaphragme.** Appelée aussi *nauli* en sanskrit, cette technique de barattage abdominal permet de masser les organes internes et de favoriser le péristaltisme, l'avancée des matières dans le côlon.

→

Se pencher vers l'avant et poser les mains sur les cuisses. Expirer et rester en apnée poumons vides. Rentrer complètement le ventre en faisant ressortir les abdominaux afin de remonter le diaphragme au maximum. Faire ensuite des mouvements de gauche à droite en mobilisant les muscles abdominaux transverses.

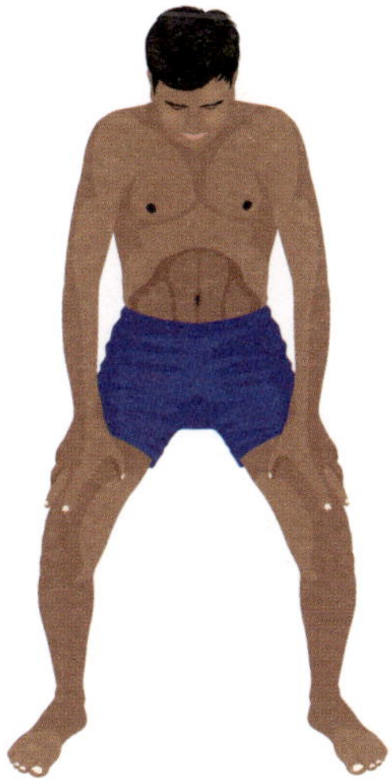

Autres techniques

Gestion psycho-émotionnelle : pratiquer la relaxation coréenne pour travailler sur le lâcher-prise.

Hydrologie : effectuer une douche rectale le matin à jeun et/ou le soir avant le coucher (voir annexe p. 172).

Aromathérapie : masser le ventre en faisant des gestes circulaires dans le sens des aiguilles d'une montre avec 2 gouttes d'huile essentielle de basilic, d'estragon ou d'ylang-ylang diluées dans une huile végétale. Contre-indiqué chez les femmes enceintes.

Le côlon irritable (SII, Irritable Bowel Syndrom – IBS, diarrhée)

Beaucoup de personnes sont aujourd'hui diagnostiquées de façon assez floue comme souffrant du syndrome du côlon irritable. Il s'agit d'une inflammation du côlon et du grêle, pouvant être causée par de nombreux facteurs (voir ci-dessous). Cette situation peut avoir tendance à se prolonger indéfiniment si le problème n'est pas envisagé de façon globale, en prenant en compte aussi bien l'alimentation que l'état psychique et immunitaire de la personne. Il peut parfois être nécessaire d'aller explorer du côté des agents pathogènes tels que les levures et parasites pour régler définitivement le problème.

En pratique

Signes cliniques

* Selles de type 5, 6 et 7, plus de 3 fois par jour (voir schéma p. 49).
* Douleurs colitiques, spasmes douloureux suivis de diarrhées, gargouillements, ballonnements, gaz.

Causes possibles

* Infection bactérienne, virale, parasitaire, développement fongique.
* Dérèglement de la flore intestinale (dysbiose).
* Stress chronique, peur soudaine.
* Alimentation trop riche en fibres ou en graisses.

→

* Intolérances alimentaires, altération de la muqueuse intestinale et perméabilité intestinale.
* Hyperfonction de la vésicule biliaire.
* Faiblesse de la fonction rate en médecine chinoise.

Clés naturopathiques

Alimentation

* Réduire voire supprimer temporairement les fibres : plus de crudités (ni fruits, ni légumes) ni de légumes cuits, mais uniquement des jus de légumes ; privilégier des céréales blanches et non complètes, arrêter les fruits crus au petit déjeuner.
* Arrêter le gluten : pain, pâtes, pizzas, tous les aliments issus du blé, de l'avoine, du seigle, de l'orge.
* Réduire voire suspendre les produits laitiers, surtout riches en matières grasses : fromages, crème, glaces.
* Éviter les fritures, les produits de charcuterie, le café, l'alcool.
* Faire une monodiète de riz blanc et boire l'eau du riz.
* Restaurer l'épithélium intestinal : huile de coco, suppléments de L-glutamine, aliments riches en oméga 3 (pourpier, sardine, maquereau, noix, huile de colza ou de lin).
* Diminuer l'inflammation : mettre du curcuma et du poivre noir dans les plats, et boire des jus de légumes (chou blanc et carottes).

Respiration (yoga)

Travailler la respiration ventrale afin d'apaiser le système nerveux (voir Fiche 7 p. 170).

Gestion psycho-émotionnelle

Toutes les techniques de relaxation sont ici les bienvenues : sophrologie, training autogène de Schultz ou Jacobson, relaxation coréenne...

Phytothérapie

Le charbon végétal (carbothérapie) est d'une grande aide pour stopper la diarrhée.
La seule précaution est de le prendre à au moins 6 heures de distance de toute prise médicamenteuse.
La tormentille *(Potentilla erecta)* est une grande plante astringente, très efficace en cas de diarrhée.

LES PROBLÈMES DE FLORE

L'estomac : stase, acidité et fermentation gastrique

Il n'y a normalement pas de bactéries dans l'estomac, le milieu hyperacide n'étant pas propice à leur développement. Mais le phénomène de stase gastrique, la mauvaise vidange de l'estomac, conduit à des fermentations et favorise alors le développement de bactéries dans un milieu de type « vinaigre ». Cette flore vinaigrée produit de l'acide acétique, qui est bien plus agressif que l'acide chlorhydrique. Cela cause des brûlures d'estomac et attaque le fonctionnement de l'intestin grêle lorsqu'il s'y déverse. L'assimilation se fait alors de moins en moins bien et l'intestin grêle est victime d'inflammation ; le foie fabrique de la graisse (stéatose), nous produisons beaucoup de gaz et nourrissons une inflammation de bas grade importante. Une mauvaise vidange gastrique peut aussi faciliter l'implantation d'une bactérie agressive, l'*Helicobacter pylori*.

Cette cascade d'effets indésirables démarre avec un estomac qui digère trop lentement.

En pratique

Signes cliniques de stase gastrique

* Brûlures, douleurs, remontées acides.
* Aérophagie, éructations.
* Fatigue, lourdeur après les repas.
* Gaz odorants et acides.
* Allergies, réactions fortes à l'histamine, intolérances alimentaires.

Causes possibles

* Bol alimentaire trop riche en sucres fermentescibles, hyperglycémie chronique.
* Mélangisme alimentaire.
* Médicaments inhibiteurs de la pompe à protons (IPP).
* Hernie hiatale, béance du cardia.
* Présence d'Helicobacter pylori.
* Candidose, dysbiose.
* Sédentarité excessive.

Clés naturopathiques

Alimentation

* Réduire les sucres qui fermentent : fruits riches en FODMAP – Fermentable Oligo-, Di- and Mono-saccharides and Polyols (voir Fiche 3 p. 162) –, céréales, laitages animaux, légumineuses.
* Ne pas associer au cours d'un même repas protéines animales et féculents.
* Supprimer le vinaigre, réduire le curcuma. Privilégier le citron, le gingembre et le poivre.
* Supprimer le café et le thé.

→

* Manger de plus petites quantités et bien mastiquer.
* Éviter de boire pendant les repas.
* Prendre 1 petite cuillerée à café de sulfate de magnésium dans de l'eau 1 h 30 après le repas du soir, pendant 10 jours maximum.

Exercice physique

Après le repas, se coucher sur le dos et faire des mouvements horizontaux de ciseaux avec les jambes durant 10 secondes, 3 fois. Insister sur les mouvements vers la droite, car l'estomac a souvent tendance à s'affaisser vers la gauche.

Gestion psycho-émotionnelle

Travailler sur l'origine des problèmes : « *Qu'est-ce que je n'ai pas digéré ?* », « Est-ce qu'un événement récent ou une personne m'irrite ? »

Respiration

Pratiquer la cohérence cardiaque 5 minutes avant de se mettre à table : inspirer en gonflant le ventre sur 5 temps, expirer en relâchant le ventre sur 6 temps.

Phyto/Aromathérapie

* Boire de petites décoctions de gingembre *(Zingiber officinale)* avant et après le repas favorise une bonne vidange gastrique.
* L'huile essentielle d'arbre à thé (tea tree), associée au citron et au gingembre, est indispensable pour nettoyer les fermentations vinaigrées de l'estomac.

Hydrologie

Mettre le pied gauche dans une bassine d'eau bien chaude, l'autre dans de l'eau bien froide et placer une bouillotte dans le creux de l'estomac pendant 4 minutes.
Ajouter ensuite sur le plexus 3 gouttes d'huile essentielle de petit grain bigarade diluées dans une huile végétale et masser doucement dans le sens des aiguilles d'une montre.

Le dérèglement de la flore

La flore intestinale, ou microbiote, est l'élément clé de la compréhension des pathologies modernes inflammatoires : diabète, auto-immunité, dépression. Nous l'avons déjà évoqué et nous aurons l'occasion d'y revenir. Focalisons-nous pour l'instant sur ce qu'on appelle la **dysbiose**, c'est-à-dire un dérèglement de la flore.

Nous héritons à la naissance d'une flore bactérienne fortement imprégnée de celle de notre mère. Toute notre santé dépend d'un bon équilibre entre les différentes familles bactériennes qui composent cette flore. Ce sont elles qui sont responsables à 70 % de l'immunité générale face aux agents pathogènes (virus, microbes, champignons) et qui influent sur la composition des autres flores (cutanée, ORL, périnéale). Tous les problèmes digestifs comme les ballonnements, la mauvaise haleine, les gaz, les spasmes, la constipation, les intolérances alimentaires, la stéatose (foie gras) sont intimement liés au fonctionnement de la flore intestinale. Sa composition et son fonctionnement sont altérés par une alimentation non adaptée et par la prise de produits tels que les antibiotiques, la pilule contraceptive, les anti-inflammatoires non stéroïdiens (AINS, paracétamol, ibuprofène), les corticoïdes.

Dysbiose et gaz digestifs

Toute flore produit des gaz par le phénomène de la fermentation, la réduction des nutriments contenus dans le bol alimentaire. Selon les gaz produits (hydrogène, méthane, méthylacétate), on peut identifier le déséquilibre qui sous-tend le problème amenant à consulter.

Une flore fermentant plutôt à l'hydrogène va causer des ballonnements, des gaz peu ou pas odorants et des douleurs du côté droit. C'est souvent le résultat d'une malabsorption des sucres.

Une flore de type méthane cause souvent de la constipation et des gaz très odorants.

La flore produisant du méthylacétate est la situation la plus inflammatoire, résultant de l'aggravation des deux précédentes, d'une stase gastrique et du développement d'un **biofilm** bactérien.

Cette piste de travail sur les gaz digestifs a été développée par le Dr Bruno Donatini[1] et nous permet de voir plus clair sur les mécanismes reliant la flore intestinale à l'inflammation générale.

Dysbiose et biofilm

Le biofilm est également une notion nouvelle dans la compréhension des pathologies intestinales et générales. Il s'agit d'une coopération de bactéries, totalement indestructibles par les antibiotiques. Elles vont se regrouper en colonie pour pouvoir agir plus fortement et être plus résistantes à tout changement de leur environnement extérieur. Dans l'intestin, c'est un cycle permanent quasiment indestructible si on ne s'y attache pas spécifiquement. Il est absolument essentiel de s'occuper du biofilm lorsqu'on veut rééquilibrer la flore intestinale, car sa fonction est justement de protéger les bactéries pathogènes.

Dysbiose et candidose

Certains naturopathes considèrent parfois de façon abusive que toute dysbiose est une candidose.

La candidose est le nom donné à la prolifération d'une levure nommée Candida albicans. On la retrouve très fréquemment chez les personnes qui fermentent au méthylacétate.

Les principaux signes d'une candidose sont très courants : ballonnements, gaz, alternance constipation/diarrhée, fatigue chronique inexpliquée, attirance pour le sucré et/ou les laitages, infection urinaire chronique, mycoses chroniques (vaginale, buccale, cutanées), migraines, vertiges… Il est difficile de repérer la candidose comme cause de tous ces problèmes sans la

1. D'après les travaux de Maximilian Ledochowski. Une étude a été publiée en 2008, que l'on peut trouver à l'adresse suivante : http://www.bhsbrasil.com.br/Implementation and Interpretation of Hydrogen Breath Tests.pdf

rechercher spécifiquement en laboratoire. Une prise de sang suffit, encore faut-il que le laboratoire pratique ce type d'examen.

Avoir une candidose implique une forte dysbiose, mais l'inverse n'est pas vrai. Il est possible de souffrir de dysbiose sans avoir de candidose.

En pratique

Signes cliniques de dysbiose

* Ballonnements, gaz, éructation, aérophagie, spasmes, gargouillements, alternance constipation-diarrhée.
* Intolérances alimentaires, forte sensibilité à l'histamine.
* Forte attirance pour le sucre, le pain, les laitages.
* Migraine, fatigue, vertiges, dépression, manque de concentration.
* Problèmes de peau : eczéma, psoriasis, acné, mycoses aux ongles de pieds et mycoses cutanées, démangeaisons du cuir chevelu, des oreilles, du nez.
* Problèmes ORL chroniques : sinusites, rhinites.
* Infections urinaires et gynécologiques chroniques, mycoses vaginales chroniques.

Causes possibles

* Alimentation trop riche en sucres, amidons transformés, produits industriels, Fodmap, laitages, gluten et céréales.
* Traitement antibiotique non suivi de la prise de probiotiques.
* Anesthésie, prise de corticoïdes ou d'AINS.
* Pilule contraceptive.
* Tabagisme.
* Hérédité maternelle.
* Sédentarité.

Clés naturopathiques

Alimentation

* Adopter progressivement un régime dit « paléo », c'est-à-dire :
  - supprimer les sucres : céréales, produits issus de céréales, sucreries ;
  - supprimer les laitages : lait, fromage, yaourt, beurre, crème et dérivés tels que lactosérum, protéines de lait ;
  - supprimer tous les produits industriels transformés.
  - très fortement réduire les amidons : pomme de terre, banane, patate douce, légumineuses.
  - consommer des protéines animales de bonne qualité : viande, poisson, œufs biologiques.
  - consommer de bonnes graisses : avocat, huile de coco, huile d'olive, huile de noix et des oléagineux : amandes, noix, cajou ;
  - consommer généreusement des légumes frais et des jus de légumes, et très peu de fruits.
* Ne pas finir un repas par un fruit cru ou par du sucré.
* Avoir des périodes d'hypoglycémie pendant lesquelles l'estomac est vide, idéalement pendant 4 à 8 heures. La pratique du jeune intermittent est ici très fortement recommandée.

→

* Éviter le vinaigre, l'alcool.
* Éviter de consommer des aliments riches en Fodmap (voir Fiche 3 p. 162).
* Augmenter la part de chlorophylle pour nettoyer l'intestin : avec du jus d'herbes, par exemple.
* Consommer régulièrement des aliments lacto-fermentés pour réensemencer la flore : kéfir, kombucha.

Exercice physique

* Avoir une activité physique permet de vider l'estomac plus rapidement. L'hypoglycémie ainsi engendrée favorise la baisse des fermentations liées à la stase gastrique.
* De même, l'activation du diaphragme permet d'évacuer les gaz présents dans l'intestin, stimule le transit et l'activité de filtration hépatique.
* Une pratique quotidienne de 45 minutes minimum est recommandée : marche rapide, course à pied, yoga, vélo, Pilates, fitness…

Respiration

* Améliorer la gestion du stress fera baisser le taux de cortisol (l'hormone de l'adaptation au stress), ce qui engendrera une baisse de la réaction inflammatoire dans l'intestin.
* Pratiquer la respiration ventrale, complète, ou la cohérence cardiaque 5 minutes 2 fois par jour, ou avant chaque repas.

Phyto/Aromathérapie

* En cas de dysbiose et/ou de candidose, les huiles essentielles sont indispensables. Les principales indiquées sont : tea tree, cannelle *(Cinamomum verum)*, girofle *(Eugenia caryophyllus)*, citron, gingembre *(Zingiber officinale),* menthe poivrée *(Mentha piperita)*, thym *(Thymus vulgaris),* origan *(Origanum vulgare)*, laurier noble *(Laurus nobilis).*
* Il importe de demander conseil auprès d'un professionnel pour ne pas se lancer dans une automédication hasardeuse potentiellement dangereuse.
* Des plantes comme le lapacho *(Tabebuia impetiginosa)*, l'olivier *(Olea europea)*, l'horopito *(Pseudowintera colorata)* et l'ail *(Allium sativum)* ont des propriétés antifongiques remarquables.
* Pour s'attaquer aux biofilms bactériens, les huiles essentielles sont associées à des enzymes dans un protocole spécifique. Demandez conseil à votre naturopathe.

Gestion psycho-émotionnelle et symbolique

« Pourquoi je me laisse envahir ? » Il peut être intéressant de travailler en thérapie comment vous faites respecter vos frontières, la question de **votre intégrité** au sens physique, psychique…

Hydrologie

Le lavement (nommé *basti* en ayurvéda) est d'une grande aide pour soulager l'excès de gaz et de fermentations dans le côlon. Acheter un bock à lavement et utiliser de l'eau tiède avec du gros sel dissous, ou de l'infusion de camomille. Répéter tous les matins à jeun et le soir au coucher pendant 1 semaine, idéalement pendant 1 semaine de monodiète ou de jeûne intermittent. Voir Fiche 8 p. 172.

LES INTOLÉRANCES ALIMENTAIRES ET LA PERMÉABILITÉ INTESTINALE

(leaky gut syndrom)

Il est aujourd'hui énormément question des intolérances alimentaires, surtout en ce qui concerne le gluten et le lactose. Ces deux molécules, respectivement issues du blé et du lait animal, sont l'objet des feux médiatiques pour de nombreuses bonnes raisons, au-delà de l'effet de mode des régimes « sans » : sans gluten, sans laitages, sans sucres, sans viande.

Le problème des intolérances alimentaires réside autant dans les aliments ingérés que dans l'état du tube digestif. Il ne sert à rien de faire un régime d'éviction si la « tuyauterie » n'est pas réparée. Les tests d'intolérances alimentaires proposés en laboratoires spécialisés coûtent en général très cher, et n'abordent le problème que partiellement. Vous serez au régime à vie si vous ne réparez pas la muqueuse de l'intestin. En revanche, un régime d'éviction temporaire bien ciblé ET un protocole de réparation de l'intestin en parallèle donnent de très bons résultats et conduisent souvent à la disparition totale des intolérances.

Le gluten

Prenons le cas du gluten. À l'origine, il n'y a pas de problème d'intolérance au gluten, sauf maladie cœliaque génétique. Des générations avant nous ont consommé du pain sans l'ombre d'un souci, à part celui de la déminéralisation liée à l'acide phytique, problème déjà rencontré en Égypte ancienne. En effet, l'examen de dents de momies ne laisse aucun doute sur la piètre qualité de l'émail, à corréler avec l'introduction des céréales dans l'alimentation de l'époque.

Le problème, c'est le gluten moderne, la transformation du génome du blé et l'ajout excessif de gluten dans les pâtes à pain. Le gluten, c'est cette protéine élastique que l'on trouve dans le blé, l'orge, le seigle, l'épeautre, et aussi dans l'avoine, mais sous une forme « allégée » dirons-nous. Un grain de blé ancien contient 4 à 5 % de gluten. Un grain de blé moderne issu de nombreuses transformations génétiques en contient presque 20 % !

À retenir

Le problème vient du fait que le gluten se colle aux parois de la muqueuse intestinale et empêche une bonne assimilation des nutriments. Il génère de l'inflammation localement et engendre une réaction des agents du système immunitaire de l'intestin, appelés les immunoglobulines A et G (IgA et IgG).

Selon votre terrain, votre constitution et la composition de votre flore, vous êtes plus ou moins potentiellement sensible au gluten. Mais une grande majorité de la population française actuelle rencontre des problèmes de ballonnements, fermentations excessives et douleurs liées à la consommation de blé. Triste constat pour un pays où le pain et son savoir-faire font partie du patrimoine national ! Outre le pain, le gluten est aussi présent dans les pâtes, tous les produits de panification comme les pains de mie, gâteaux, biscuits et brioches, les enrobages de certains médicaments, les bonbons, les laits végétaux contenant du sirop de blé. Il y en a décidément partout !

Il existe heureusement encore quelques artisans boulangers qui font du pain avec des céréales biologiques issues de variétés non transformées. Les pains avec de la farine de châtaigne ou de petit épeautre sont aussi facilement trouvables. Je ne recommande pas forcément les produits étiquetés « sans gluten », car ils résultent souvent de transformations excessives, avec des amidons de pomme de terre, de maïs, de tapioca, de sirop de sucre, le tout devenant finalement aussi indigeste que ce que l'on souhaitait éviter au départ. Sauf, bien sûr, si vous êtes porteur de la maladie cœliaque, l'allergie vraie au gluten. Elle est détectée dès le plus jeune âge, et les produits sans gluten sont alors pris en charge par la Sécurité sociale.

En pratique, il est toujours intéressant de réduire ses apports en gluten sans nécessairement pratiquer une éviction totale. Par exemple, des gestes simples comme faire du riz à la place des pâtes et utiliser des farines de sarrasin ou de petit épeautre pour la pâtisserie suffisent à alléger la charge de travail pour notre système immunitaire (voir Fiche 21 p. 187).

Le lait de vache

Les recommandations officielles associées aux publicités pour les produits laitiers incitent à la consommation quotidienne de deux voire trois portions de laitages. L'argument clé est d'apporter suffisamment de calcium pour la croissance des enfants et pour le maintien du squelette chez l'adulte. Or, dans les pays scandinaves, qui sont les plus gros consommateurs de laitages au monde, on constate une élévation de l'ostéoporose de plus de 30 % !

En naturopathie et en médecine traditionnelle chinoise, le regard porté sur les laitages animaux et notamment de vache est tout autre.

Le lait de vache contient du **lactose**, un sucre, qui n'est plus digeste après l'enfance car nous ne fabriquons plus de lactase, l'enzyme nécessaire à sa digestion. C'est pour cela que l'on se sent lourd et ballonné après avoir bu un verre de lait.

La différence entre le lait de vache et le lait de brebis ou de chèvre réside dans leur teneur en une protéine nommée béta-lactoglobuline, plus importante chez la vache. C'est la raison pour laquelle les laitages issus de la brebis et de la chèvre sont en général mieux tolérés. Cette protéine est responsable des réactions allergiques comme le reflux chez le nourrisson, les problèmes cutanés (eczéma, dermites), les rhinites et sinusites chroniques...

La **caséine**, autre protéine du lait, est responsable de fortement perturber la flore intestinale et de favoriser l'écartement des jonctions serrées de l'intestin. Cette problématique de la **perméabilité**

intestinale a été révélée par le Dr Catherine Kousmine[2], puis formellement établie par le Dr Jean Seignalet[3]. Nous allons revenir sur cette notion fondamentale tout au long de l'ouvrage, car elle est centrale dans la compréhension naturopathique des pathologies modernes dites « de civilisation ». De plus, la consommation de lait animal stimule la production de l'IGF-1, qui est un facteur de croissance cellulaire très important. Or, la croissance cellulaire excessive est à la base de tout processus cancérigène. Associée à une baisse de l'immunité due à de la porosité intestinale, elle constitue un bon cocktail pour préparer un cancer à long terme…

Retenons pour le moment que la consommation de laitages de vache chez certaines personnes favorise grandement l'inflammation intestinale, les allergies, les problèmes ORL, les douleurs articulaires.

Les laitages animaux en général sont très acidifiants, c'est-à-dire qu'ils entraînent une déminéralisation des tissus et contribuent non pas à nous renforcer les os, mais au contraire à les fragiliser. L'expérience clinique montre le lien étroit entre la consommation de laitages et la tendance à souffrir de tendinites, de douleurs articulaires et de sensibilités ligamentaires.

La lecture de la médecine traditionnelle chinoise des laitages est édifiante. Selon elle, ils sont responsables d'un excès d'humidité de la fonction rate, ce qui favorise la production de mucosités, la rétention d'eau et le surpoids.

À retenir

Il ne faut pas confondre teneur et assimilation. La teneur en parathormone du lait de vache destinée à la croissance du petit veau est trop élevée pour l'humain. Cela conduit le corps à aller extraire des os du calcium (et du magnésium par cascade), ce qui engendre une forte déminéralisation. Donc, si le lait contient beaucoup de calcium, cela ne veut pas dire que nous l'assimilons, bien au contraire.

Ainsi, avec des outils de lecture différents, la naturopathie et la médecine traditionnelle chinoise s'entendent pour dire que les laitages ne sont pas forcément « vos amis pour la vie ».

Il n'y a qu'en ayurvéda que le lait de vache est conseillé à de petites doses pour la reconstruction des tissus. La vache étant sacrée en Inde, sa production laitière l'est tout autant. Le beurre clarifié *(ghee)*, duquel la caséine et le lactose ont été retirés, possède des vertus curatives et sattviques (purifiantes). Mais il s'agit ici du lait de vache indienne, et non du lait de grande distribution de la vache laitière Holstein. Celle-ci est l'espèce la plus élevée en Occident en raison de sa production quotidienne importante. Elle est généralement installée dans des fermes

2. Ouvrage *Sauvez votre corps !*, 2003, éditions J'ai Lu.

3. Ouvrage *L'alimentation ou la troisième médecine*, 2012, éditions du Rocher.

laitières gigantesques, dans des conditions souvent plus que discutables, et bourrée d'antibiotiques et d'hormones de croissance. Son lait contient alors beaucoup de marqueurs de stress inflammatoire et des peptides anormaux soupçonnés de favoriser l'autisme chez les jeunes enfants.

Les travaux du Dr Natacha Campbell-McBride[4] ont démontré la corrélation directe entre autisme et perméabilité intestinale, cette dernière étant favorisée, rappelons-le, par la consommation de produits laitiers et de gluten.

La perméabilité intestinale

Également appelée « porosité » intestinale ou *leaky gut syndrom*, la perméabilité intestinale est une notion clé de la naturopathie moderne. L'intestin grêle est constitué d'une muqueuse très fine, avec des cellules spéciales nommées entérocytes. Visualisez les fibres d'un tapis, et vous aurez une idée simple de leur agencement.

Ce sont ces cellules qui sont responsables de l'assimilation des nutriments contenus dans l'alimentation et de leur passage

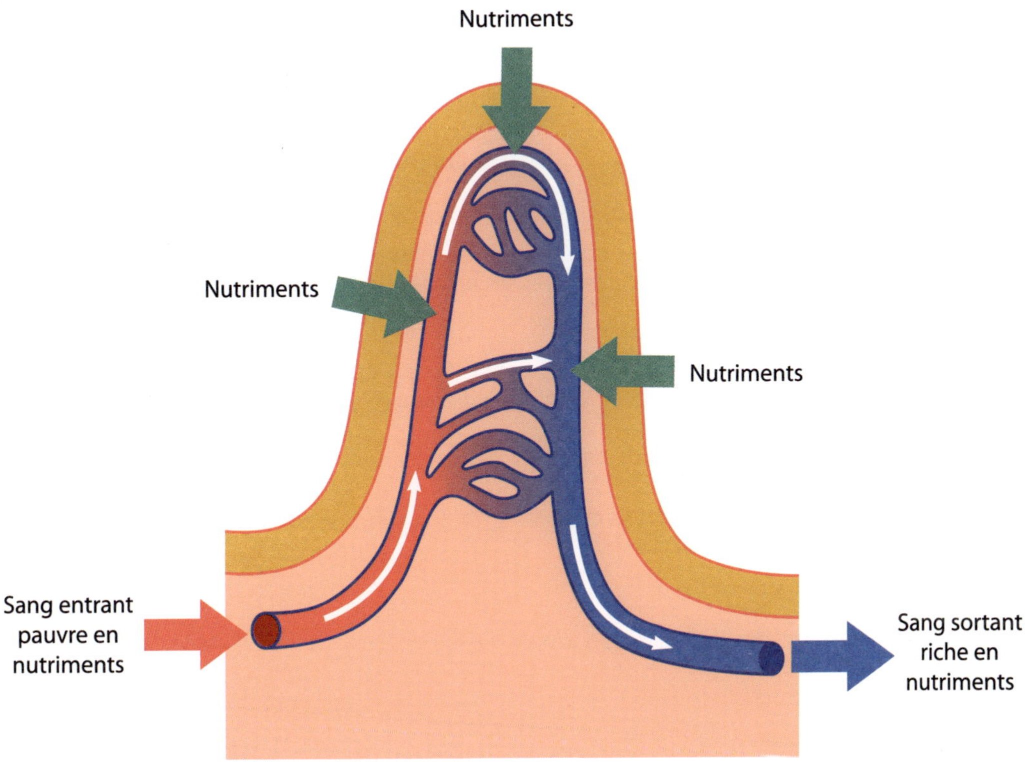

4. Ouvrage *Le syndrome entéropsychologique* (Gut and Psychology Syndrom – GAPS), Natasha Campbell-McBride, 2011.

dans le sang. Ces villosités intestinales sont constituées elles-mêmes de jonctions serrées, qui forment une barrière normalement étanche entre ce qui provient de l'extérieur et notre milieu intérieur.

La perméabilité intestinale est un problème qui résulte de l'écartement des jonctions serrées. De nombreux facteurs peuvent être en cause : alimentation non adaptée, malbouffe moderne, colorants, conservateurs et additifs, médicaments altérant la flore, intoxication aux polluants et métaux lourds, stress excessif... La perméabilité permet le passage dans le sang d'éléments que le système immunitaire considère comme agresseurs et donc essaie d'éliminer. Cette réaction immunitaire génère de l'inflammation et, lorsque la situation perdure, peut engendrer des réactions auto-immunes et l'arrivée de pathologies telles que la polyarthrite rhumatoïde. La perméabilité intestinale est aussi à la source de pathologies endocrines comme le diabète de type 2 ou l'hypothyroïdie d'Hashimoto. Nous reverrons cela en détail dans le chapitre consacré à l'inflammation.

Le lien entre intolérances alimentaires et perméabilité est évident. Si l'intestin est poreux, alors des nutriments trop gros ou non adaptés peuvent passer la barrière intestinale, ce qui engendre une réaction des immunoglobulines et nous développons alors une intolérance à ces aliments.

En pratique

Signes cliniques des intolérances alimentaires

* Ballonnements, gaz, douleurs sous le plexus et autour du nombril (30 minutes à 3 heures après les repas), alternance entre constipation et diarrhée.
* Migraines chroniques.
* Fatigue excessive après les repas, haleine chargée, langue blanche.
* Douleurs articulaires non expliquées, sentiment d'être « rouillé » le matin ou en permanence.
* Problèmes cutanés : eczéma, prurit, dermites, démangeaisons du cuir chevelu, pellicules importantes, pelades.
* Pathologies ORL récurrentes : glaires en continu dans la gorge, sinusites, rhinites, rhume des foins.

Causes possibles

* Alimentation contenant des antigènes, trop riche en laitages et/ou en gluten.
* Perméabilité intestinale.
* Congestion hépatique, intoxication du foie par effet rebond de la réaction inflammatoire de l'intestin.
* Prise de médicaments régulière : pilule contraceptive, anti-inflammatoire, paracétamol, antibiotiques.
* Terrain allergique familial et notamment maternel.
* Dysbiose.

→

Clés naturopathiques

Alimentation (voir p. 153 Fiches 2, 3, 4, 5, 20, 21, 22, et 23).

* Régime d'éviction temporaire des aliments identifiés comme déclenchant une réponse du système immunitaire. À rechercher par un test en laboratoire spécialisé.
* Favoriser les aliments reconstructeurs de la paroi intestinale : huile de coco, L-glutamine.
* Favoriser les aliments anti-inflammatoires si tolérés : aliments riches en oméga 3, curcuma, jus d'herbes et jus de légumes.
* Éliminer les aliments pro-inflammatoires : aliments contenant de l'huile de palme, huiles d'arachide, cacahuètes, charcuterie, fromages et laitages en général, fritures, produits de panification : pain, viennoiseries, pizzas, gâteaux industriels.
* Faire une monodiète (voir Fiche 19 p. 186) de 3 jours de riz complet pour mettre au repos le système digestif.
  En pratique, ne consommer que du riz complet à chaque repas sans condiment pendant 3 jours et boire abondamment.

Hydrologie

Effectuer une douche rectale (voir Fiche 8 p. 172) avec de l'eau tiède et du gros sel.

Phyto/Aromathérapie

* Selon l'état du foie, faire une cure de plantes drainantes comme le romarin *(Rosmarinus officinalis)*, l'artichaut *(Cynara cardunculus* var. *scolymus)* et le boldo *(Pneumus boldus)*.
* Pour travailler sur l'inflammation, les bourgeons de cassis *(Ribes nigrum)* sont particulièrement indiqués. Les bourgeons de noyer *(Juglans regia)* sont aussi de grands régulateurs de l'intestin.
* La chlorophylle vient agir comme nettoyant du sang et purifie l'intestin, sous forme liquide ou *via* l'utilisation de la chlorelle (algue unicellulaire d'eau douce, *Chlorella pyrenoidosa*).

Nous avons donc vu en détail les principales problématiques liées au fonctionnement du système digestif. Vous trouverez en fin d'ouvrage des fiches détaillées sur certains points précis, afin de compléter au mieux les indications données dans cette partie. Mais demandez de l'aide à un naturopathe avant de vous lancer dans une démarche !

Le système nerveux et la gestion du stress

« L'apaisement réside en chacun de nous. »

Dalaï lama

Nous allons voir dans cette partie plusieurs problématiques liées à la gestion du stress par les systèmes nerveux et endocrinien. En cela, il serait plus juste de parler de système neuroendocrinien, car les deux sont intimement corrélés dans la gymnastique de l'adaptation au stress.

DE QUOI S'AGIT-IL ?

Le stress

Du latin *stringere* : serrer, comprimer.

Le stress est un stimulus externe, et parfois interne. Dans le sens généralement admis, nous devrions parler de facteurs de stress. Sur le plan physique tout d'abord, grâce à nos cinq sens nous captons des informations : le bruit, la lumière, la promiscuité, la chaleur, le froid… Nous avons aussi des capteurs de stress plus subtils, comme le plexus solaire, qui reçoit très bien les informations de tensions extérieures. Il faut alors parler de stress psycho-émotionnel. En effet, qui n'a jamais connu la boule au ventre avant un événement important ? Il est à noter que la valeur subjective que nous donnons à l'information viendra profondément colorer l'impact physiologique de cette même information. Autrement dit, deux personnes recevant la même information extérieure vont chacune réagir selon leurs propres individualités, déterminées par leurs expériences passées, leurs états psycho-émotionnels du moment, selon que le stress est choisi ou subi… La réponse adaptative à un même facteur de stress peut donc être très différente d'une personne à l'autre. Car ces stimuli viennent solliciter notre capacité d'adaptation. Il est demandé au corps de trouver une solution qui nous permette de survivre à la situation.

Les facteurs de stress peuvent être vus de façon positive ou négative, tout est une question de choix. Les événements se répètent et ne changent pas, ce qui peut changer, c'est notre façon de les voir. À tout moment, nous pouvons décider de voir le stress comme une expérience positive, qui nous propose une solution d'adaptation nouvelle, une possibilité d'évoluer. Nous sommes souvent soumis à un même type de facteurs de stress,

Le système endocrinien

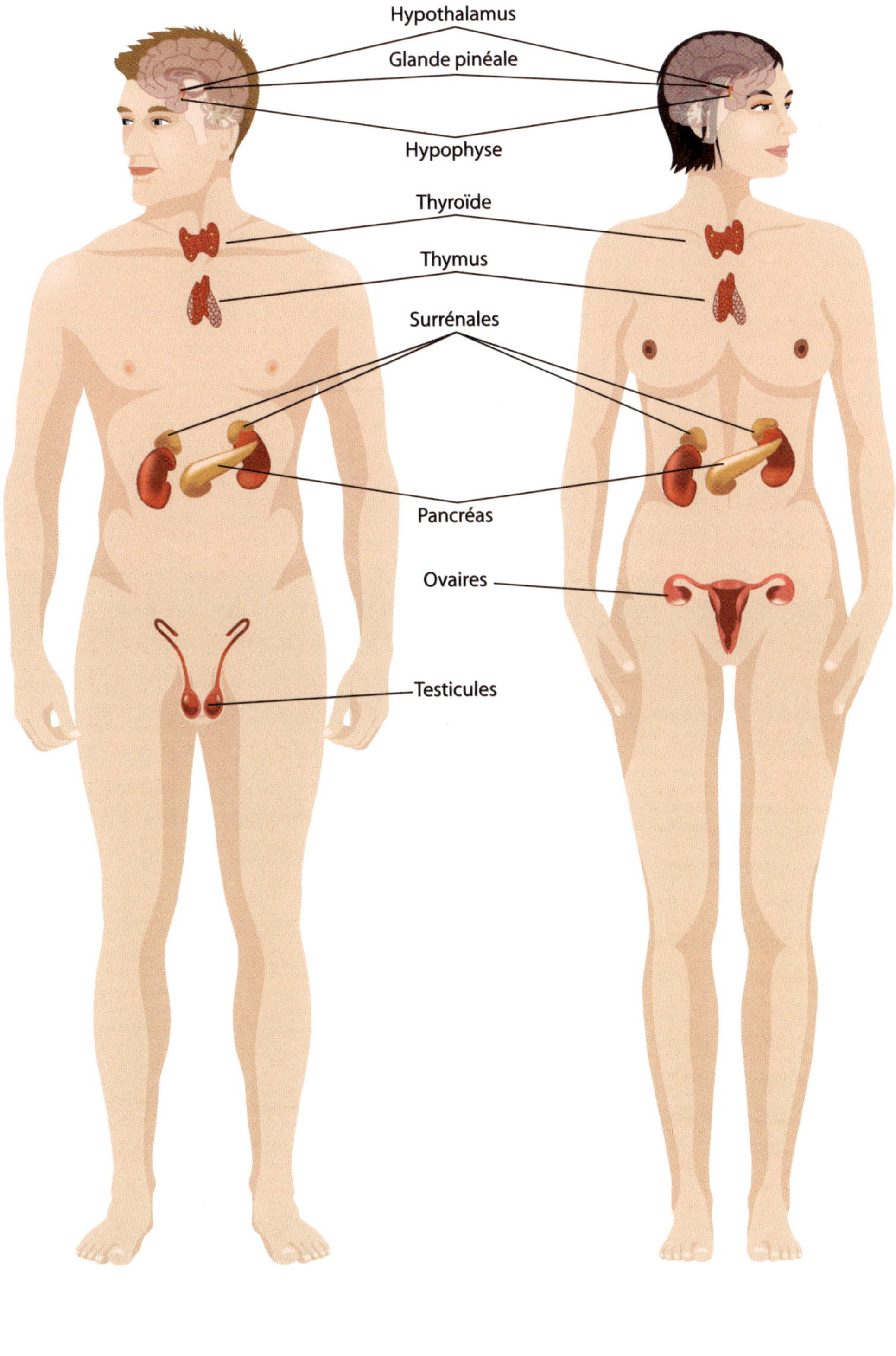

il y a des schémas qui se reproduisent dans nos vies. Lorsque nous prenons conscience de ces schémas, et que nous souhaitons en sortir, nous devons alors changer notre mode de réponse. C'est le principe de toute démarche d'évolution personnelle. En quelque sorte, les facteurs de stress sont des portes d'évolution de soi, que nous choisissons d'ouvrir ou pas.

L'homéostasie

L'homéostasie est le phénomène de régulation du corps. C'est notre intelligence interne qui vise à rétablir l'équilibre en permanence. Assurer l'homéostasie est la fonction première du système neuroendocrinien. Lorsqu'un facteur de stress vient stimuler notre capacité d'adaptation, cela va provoquer une réaction chimique et électrique à l'intérieur du corps, laquelle va momentanément perturber notre équilibre. Une fois le danger écarté et la réaction terminée, le système nerveux va viser le « retour à la normale » : l'équilibre homéostatique.

Le système endocrinien

Le système endocrinien est aussi appelé système hormonal ou encore glandulaire. Il englobe tous les organes sécrétant des hormones. Ces « neurohormones » sont transportées dans le corps par le sang. Ce sont des substances messagères qui véhiculent des informations entre des organes, afin qu'ils sécrètent une autre substance messagère ou produisent une action. Par exemple, l'hypothalamus envoie un message TRF (*Thyroid Releasing Factor*) à l'hypophyse, qui envoie à son tour un message TSH (*Thyroid Stimulating Hormone*) à la thyroïde, qui va sécréter une hormone appelée T4 ou thyroxine. Cette T4 est alors captée par les différentes cellules réceptrices du corps et va produire des actions spécifiques sur les organes : production d'enzymes, de chaleur...

Le système endocrinien est donc un système de communication de l'information, dont le fonctionnement détermine notre mode de réponse adaptative en général.

Le système endocrinien donne une réponse adaptative sur le long terme, il fonctionne de façon beaucoup plus lente que le système nerveux, qui est, lui, le système d'adaptation rapide.

Le système nerveux

Le système nerveux est lui aussi un système de communication, mais il fonctionne de façon instantanée. Là où, dans le système endocrinien, l'information circule grâce aux hormones véhiculées par le sang, l'information nerveuse circule grâce aux neurones et aux nerfs. Les ramifications nerveuses sont partout dans le corps : le cerveau, la moelle épinière, les nerfs rachidiens et tous les nerfs périphériques innervant les organes. Il est à noter que le système digestif est considéré aujourd'hui comme un centre nerveux à part entière, que l'on nomme le système entérique.

Nous avons deux sortes de système nerveux. Le système nerveux volontaire, que nous pouvons activer avec notre volonté : par exemple, je lève la jambe pour marcher, et le système nerveux involontaire

Le système nerveux

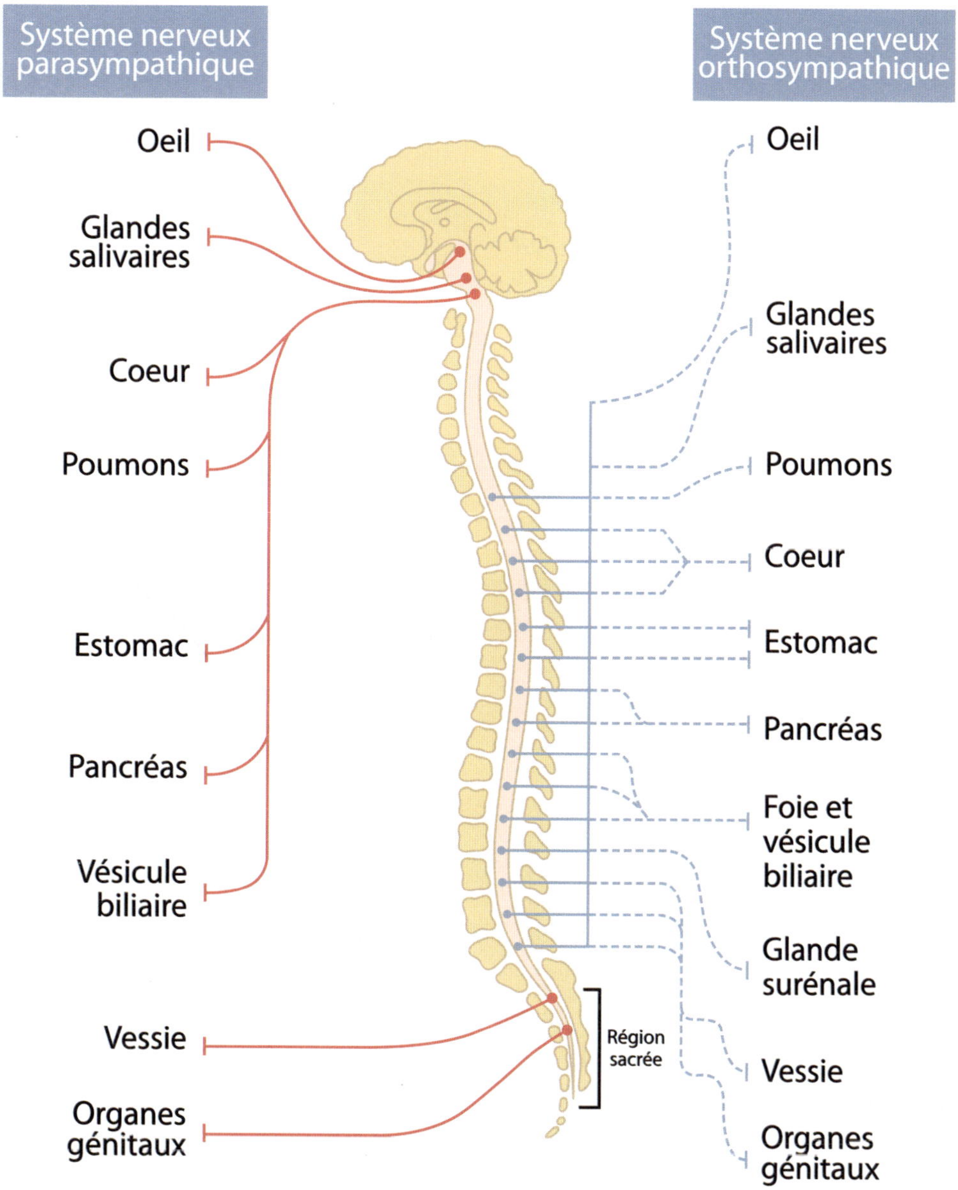

ou autonome qui lui, n'a pas besoin de notre volonté pour fonctionner. Par exemple, je ne pense pas volontairement à mon estomac pour lui donner l'ordre de sécréter des sucs gastriques, c'est le système nerveux autonome qui s'en charge. Tous les organes du corps sont donc innervés par des circuits nerveux du système autonome, également appelé le système neurovégétatif.

À l'image de toute machinerie, **le système neurovégétatif possède un accélérateur et un frein. Ce sont les deux branches du système nerveux autonome : l'orthosympathique (l'accélérateur, ou système sympathique), et le parasympathique (le frein)**.

Nous avons déjà introduit cette notion dans la première partie de ce livre, dans le chapitre traitant des techniques de la naturopathie. La notion d'équilibre entre l'orthosympathique et le parasympathique est fondamentale dans notre compréhension de la gestion du stress.

Pour revenir à ce que nous disions plus haut, la réponse adaptative immédiate à un facteur de stress est donnée par le système orthosympathique : il donne l'alarme. Le facteur de stress est capté par notre cortex cérébral (les cinq sens), qui relaie l'information aux organes concernés grâce aux nerfs. Les organes reçoivent l'information grâce aux neurones, lesquels communiquent entre eux par des impulsions électriques et des substances chimiques, les neurotransmetteurs. Ils sont transmis de neurone en neurone par les synapses. Les substances principales que l'on retrouve dans le système nerveux sont : la noradrénaline, l'adrénaline, l'acétylcholine, la dopamine, la sérotonine, l'acide gamma aminobutyrique (GABA). Elles ont une fonction soit excitatrice soit inhibitrice du neurone suivant. Lorsque deux neurones communiquent, ils vont s'échanger un message soit excitateur pour agir, soit inhibiteur pour inhiber l'action. Donc, selon le neurotransmetteur libéré, le résultat va être très différent : va-t-il s'agir d'une action ou, au contraire, d'un frein ?

Résumé du système neuro-endocrinien

SYSTÈMES DE COMMUNICATION DE L'ORGANISME	
↓	↓
Système nerveux	Système endocrinien
Influx nerveux *(signaux électrique)*	Sécrétion d'hormones dans le sang *(signaux chimiques)*
Effets immédiats, brefs et localisés	*Action lente, continue, diffuse et généralisée*
Ces 2 systèmes interagissent l'un sur l'autre et coordonnent les fonctions de tous les systèmes du corps	

Synapse et neurones

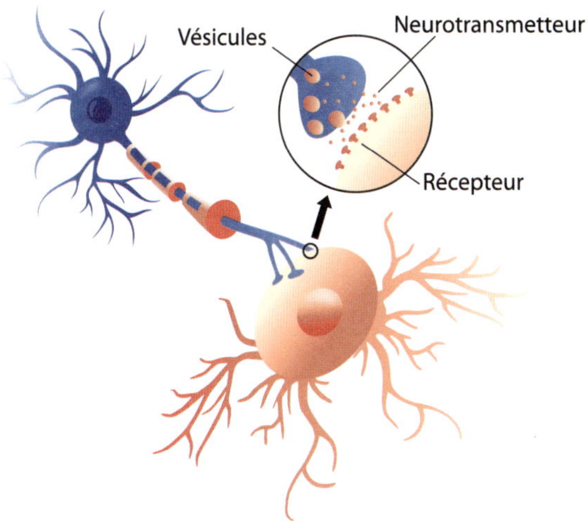

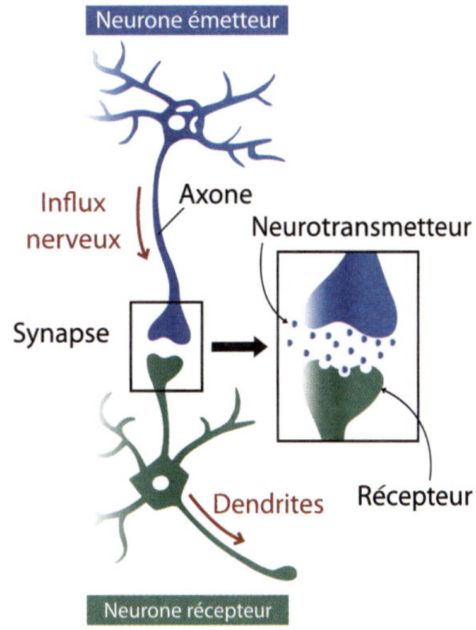

Par exemple, lorsque le système orthosympathique relaie une information de stress à l'œil, c'est l'adrénaline qui va être transmise aux cellules, et la réaction de la pupille va être de se dilater.

L'orthosympathique est notre système d'urgence, qui nous permet une réaction rapide face à un prédateur. Tout, dans le corps, se mobilise pour nous permettre de combattre ou de nous enfuir. C'est une réaction de survie.
Le système parasympathique est, à l'inverse, notre système de réparation intérieure, notre médecin interne. C'est lui qui préside à toutes les fonctions de régénération et de construction : digestion, sommeil, cicatrisation, péristaltisme, excrétion… L'*ortho* et le *para* ne peuvent être actifs en même temps, c'est soit l'un, soit l'autre. Par exemple, il est quasiment impossible de digérer un repas pendant que l'on fait du sport, car les fonctions de digestion gouvernées par le parasympathique sont mises en stand-by au cours d'un effort musculaire important durant lequel le système orthosympathique va être très actif.

Les effets négatifs sur le corps liés au stress sont des signes cliniques d'un fonctionnement quasi permanent du système orthosympathique : ulcère, acidité, insomnie, prise de poids… Ce mode de fonctionnement en « survie permanente » n'est certes pas étranger aux exigences d'efficacité et de course contre le temps de notre société moderne, mais nous avons le choix d'apprendre à fonctionner différemment. C'est d'ailleurs tout l'enjeu des techniques de gestion du stress proposées, entre autres, par le yoga, pour apprendre à moduler l'*ortho* et à passer en mode « *para* » plus facilement et plus régulièrement.

Les principaux neurotransmetteurs utilisés par le système nerveux

L'adrénaline : le stresseur

C'est le messager numéro 1 du système orthosympathique. L'adrénaline est très puissante pour stimuler certaines fonctions spécifiques de la lutte ou de la fuite (accélérer les battements du cœur, agrandir la pupille, réduire la circulation dans les capillaires), mais sa sécrétion est très courte. Elle sert à donner l'alarme. Le corps ne pourrait pas supporter de hauts taux d'adrénaline pendant très longtemps. Ainsi, en situation de stress, le relais est rapidement pris par la noradrénaline.

La noradrénaline : l'accélérateur

C'est l'accélérateur interne. Elle est responsable de notre vigilance, de notre concentration, du plaisir et de la sensation d'énergie physique. Plus on a de noradrénaline, plus on est sociable, désireux de plaire et stimulé par les émotions. C'est aussi un neurotransmetteur du système orthosympathique.

La dopamine : le moteur

Elle joue le rôle du starter dans tout processus créatif. La dopamine nous donne de l'énergie, des idées, de la motivation pour les concrétiser, de la libido, de l'estime de soi. Elle nous pousse à faire des expériences nouvelles, à tester nos limites, et peut engendrer des comportements extravertis.

L'acétylcholine : le mémorisateur

C'est le messager numéro 1 du parasympathique. Ce neurotransmetteur permet l'apprentissage, la mémorisation et la clarté d'esprit. Il agit comme une sorte de lubrifiant entre les structures internes afin que l'influx nerveux circule correctement.

La sérotonine : l'inhibiteur de l'action

C'est le frein intérieur, le neurotransmetteur principal du calme, de la relaxation, de la gestion du comportement. De bons taux de sérotonine donnent une humeur égale et positive, de la patience. Ils permettent de garder son calme et un comportement alimentaire régulé, surtout dans notre rapport aux sucres. C'est également le messager de l'endormissement, précurseur d'une autre hormone nommée mélatonine, qui préside aux rythmes du sommeil (entre autres).

Le GABA : le relaxant

L'acide gamma-aminobutyrique est le neurotransmetteur qui permet de mettre en veille tous les messagers excitateurs. C'est le relaxant intérieur, qui met de l'ordre dans le comportement et qui est garant de la stabilité intérieure. Son effet est imité par l'alcool, le cannabis ou encore les benzodiazépines comme le Lexomil.

Le système nerveux possède donc ses propres messagers pour communiquer sur la réponse adaptative à adopter face à un stress. Ainsi, selon le comportement choisi, les substances messagères échangées ne seront pas les mêmes.

Nos tendances comportementales ne sont pas identiques, nous avons tous un mode de fonctionnement privilégié. Cela implique une sorte d'identité émotionnelle, reliée à l'utilisation plus ou moins fréquente des neurotransmetteurs. Ainsi, une personne dopamine-dominante sera beaucoup plus téméraire qu'une personne sérotonine-dominante. Une personne carencée en sérotonine aura des difficultés d'endormissement et un comportement alimentaire de tendance compulsive, surtout envers les aliments sucrés. Nous allons revenir plus loin sur la problématique de la dépression et des addictions.

Retenons pour le moment que notre comportement quotidien est fortement dépendant de l'équilibre entre nos neurotransmetteurs et que nous avons tous une tendance naturelle à être dominé par l'un ou l'autre de ces messagers.

***In fine*, le système nerveux module le fonctionnement du système endocrinien.**

Un système nerveux en hyper-orthosympathicotonie, c'est-à-dire en fonctionnement « survie permanente » aura tendance sur le long terme à affaiblir le système endocrinien : baisse de la production d'hormones sexuelles, dérégulation de la production et de la gestion de l'insuline, hypersécrétion de cortisol, dérèglement thyroïdien…

À l'inverse, un système nerveux en hyperparasympathicotonie aura tendance à emmener le système endocrinien vers de l'inertie et de l'hypofonction : baisse du métabolisme en général, baisse de la libido, frilosité excessive et prise de poids.

Nous allons maintenant voir en détail certaines problématiques de santé directement liées à l'équilibre neuroendocrinien et leur apporter des réponses naturopathiques.

LE SURMENAGE ET L'AXE HHS (HYPOTHALAMO-HYPOPHYSO-SURRÉNALIEN)

Le cortisol

Le cortisol est donc l'hormone de l'adaptation au stress produite par la glande surrénale. Sa sécrétion relève du système endocrinien, plus précisément de l'axe HHS : hypothalamo-hypophyso-surrénalien.

L'hypothalamus envoie un message CRF *(Cortisol Releasing Factor)* à l'hypophyse, qui envoie à son tour un message de réponse ACTH *(AdrenoCorticoTropic Hormon)* à la glande surrénale pour qu'elle sécrète le cortisol. Il est parfaitement normal de sécréter cette hormone qui obéit à un cycle spécifique sur 24 heures nommé cycle circadien. De façon générale, toutes les hormones obéissent à des cycles circadiens de sécrétion, conformément à la chronobiologie. Le cortisol a un pic matinal vers 7 h, qui réveille, et une baisse entre 15 h et 17 h, ce qui explique le « coup de pompe » de la fin d'après-midi chez de nombreuses personnes. Un excès de stress au quotidien se traduit par une élévation de la production de cortisol, rendant irritable et fatigable. L'excès de cortisol entraîne la fabrication de graisse viscérale, une déminéralisation ainsi qu'une fonte musculaire et une fragilisation du squelette. Si la gestion du stress reste mauvaise, les effets délétères du cortisol s'amplifient, jusqu'à un éventuel épuisement de la glande surrénale et l'arrêt de toute capacité adaptative : le burn-out.

Le cortisol fonctionne main dans la main avec la dopamine et la noradrénaline du système nerveux. Plus ce dernier communique avec la noradrénaline, plus l'orthosympathique est actif et plus le taux de cortisol s'élève. De même, la dopamine est directement corrélée à la noradrénaline car elle en est le précurseur. C'est-à-dire que pour fabriquer de la noradrénaline, le corps doit d'abord synthétiser de la dopamine à partir d'un acide aminé qu'on nomme L-tyrosine.

Les réponses naturopathiques pour une prise en charge du surmenage visent à réguler les fonctions de la glande surrénale et à atténuer les effets délétères d'un cortisol trop élevé.

Selye syndrome général d'adaptation

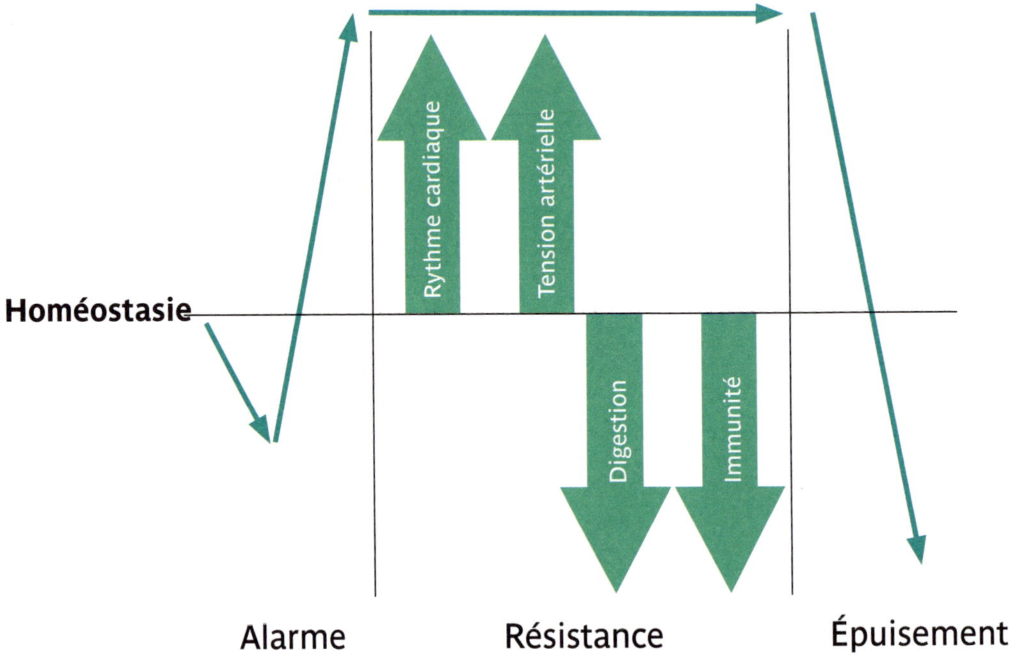

Surmenage et burn-out

Il est aujourd'hui de plus en plus question du burn-out ou d'épuisement professionnel. Ce terme est le plus souvent relié à un contexte professionnel compliqué, avec une accumulation de la charge de travail, une dévalorisation du travailleur et des objectifs inatteignables. La personne touchée se replie sur elle-même, accumule une fatigue dont elle n'arrive pas à récupérer et, un jour, lâche complètement prise. Ce peut être par une dépression énorme, des crises d'angoisse violentes, toute sorte de manifestations pour exprimer sa détresse et se mettre au repos forcé, y compris une tentative de suicide.

Le burn-out est un stade avancé de l'épuisement de la glande surrénale. Située au-dessus de chaque rein, cette glande appartient au système endocrinien. Elle s'affaiblit à force d'être trop sollicitée, comme un cheval à bout de forces qui continuerait d'être cravaché. Au bout d'un moment, la glande ne répond plus, car elle a épuisé sa capacité de production de cortisol, l'hormone de l'adaptation au stress dans la durée. Sans cortisol, le simple fait de se lever du lit devient difficile. C'est pour cela que les personnes ayant fait un burn-out mettent tellement de temps à récupérer ; elles sont allées au bout de leurs capacités d'adaptation.

Sans aller jusqu'au burn-out, de nombreuses personnes souffrent de surmenage, c'est-à-dire d'une fatigue chronique due à une charge de travail excessive et d'un manque de repos. Les exigences de la rentabilité professionnelle moderne conduisent le plus souvent à adopter un mode de fonctionnement en hyper-orthosympathicotonie, c'est à dire avec un système nerveux en surchauffe permanente qui ne permet plus de se détendre. Les neurotransmetteurs se déséquilibrent, modifiant notre comportement dans la journée, le sommeil, le comportement alimentaire, la libido, l'énergie en général.

À retenir

Le surmenage est dû à un excès de cortisol.

Le burn-out correspond à l'épuisement de la production de cortisol.

En pratique

Signes cliniques du surmenage et de la fatigue surrénalienne

* Irritabilité, attitude « survoltée », agitation mentale.
* Fatigue importante dès le réveil, besoin de café pour se lever.
* Grosse fatigue en fin d'après midi.
* Envies de sucre importantes, difficulté à ressentir la satiété.
* Addiction au café : plus de 5 par jour.
* Fonte musculaire et prise de masse grasse, surtout sur l'abdomen.
* Déminéralisation, tendance aux caries, tendinites, fractures osseuses dites « de fatigue ».
* Perte, blanchissement des cheveux
* Vertiges, hypotension, malaise vagal.
* Baisse de l'immunité en général : « J'attrape tout ce qui passe ».

Causes possibles

* Manque de repos, charge de travail excessive.
* Stress important au quotidien.
* Excès de café, thé et autres excitants.
* Surentraînement sportif.
* Prise de corticoïdes et/ou de cortisone de synthèse.

Clés naturopathiques

Alimentation

* Réduire les excitants : maximum 1 café par jour sur un estomac plein, stopper les sodas et boissons énergisantes, diminuer le chocolat.
* Réduire les sucres de façon générale, ne conserver que les fruits et les céréales complètes à index glycémique bas comme le riz complet, le quinoa, le sarrasin.
* Augmenter les protéines de bonne qualité : œufs biologiques, viande blanche, poissons, tofu, légumineuses.
* Favoriser les aliments riches en oméga 3 pour combattre l'inflammation due à la baisse de la sérotonine : sardine, maquereau, noix, huiles de noix, lin, colza en assaisonnement.
* Favoriser des aliments dynamisants de la glande surrénale : algues marines telles que le wakamé, le kombu, la dulse ; soupe miso, haricots rouges azukis.
* Remplacer le sel par du gomasio (condiment japonais à base de sésame broyé avec de la fleur de sel) et diminuer le sel en général.
* Augmenter les aliments riches en L-tyrosine : amandes (10 par jour), fromages à pâte dure (parmesan).

Exercice physique

* Des exercices doux comme ceux proposés par le Pilates ou le yoga sont excellents pour modérer les taux de cortisol et favoriser le retour au calme intérieur. Toutes les postures peuvent être conseillées, adaptées selon votre personnalité et votre condition physique.

Les postures inversées sont souveraines pour calmer l'agitation mentale.

Par exemple, la posture sur la tête *Sirsasana*, même pratiquée pendant seulement 1 minute, permet de se calmer très rapidement.
D'un niveau plus abordable, la **posture sur les épaules *Sarvangasana*** permet elle aussi d'obtenir des effets calmants remarquables.

➜

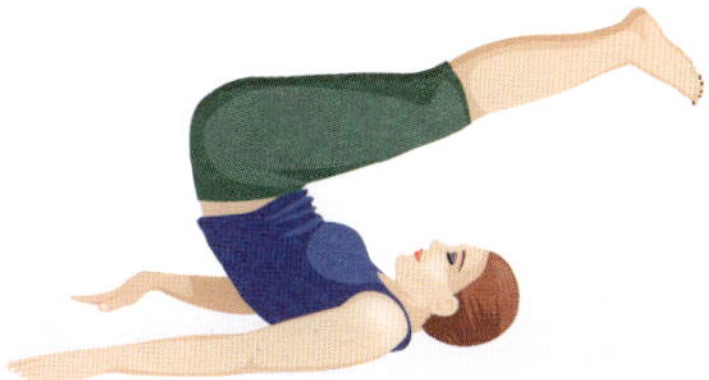

S'allonger sur le dos, les mains à plat sur le sol de chaque côté du bassin. Inspirer, puis, sur l'expiration, fléchir légèrement les genoux et placer les jambes près de la poitrine. Placer les mains sous le bassin, presser contre le sol et lancer les jambes pliées au-dessus de la tête.

Placer maintenant les mains à plat en soutien du dos avec les doigts qui pointent vers le haut, et étendre les jambes au-dessus de soi en levant les hanches, le plus verticalement possible. Garder les coudes proches l'un de l'autre, en pressant avec les mains et les doigts le long du dos. Le poids du corps est soutenu par les bras et les mains. Respirer profondément, rester dans la posture plusieurs minutes si possible. Cette posture ne doit pas être pratiquée si vous souffrez de douleurs dans les cervicales ou la nuque, si vous souffrez d'hypertension, de glaucome ou pendant les périodes de règles. Demandez conseil à votre professeur pour pratiquer correctement si vous réalisez cette posture seul à la maison.

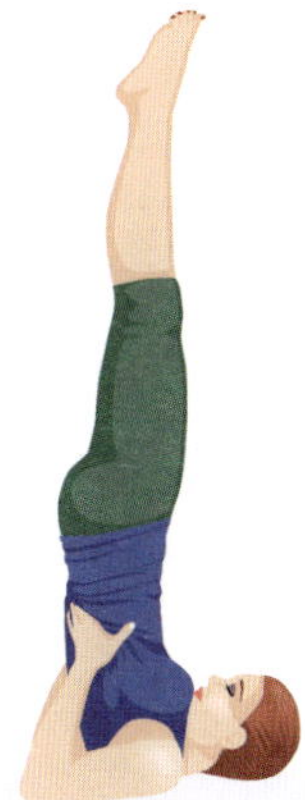

* Les exercices trop intenses comme la course à pied de longue durée, les sports de combat, le fitness, le crossfit ou le squash vont certes faire du bien après l'effort, mais risquent de fatiguer encore plus la glande surrénale dans un premier temps. Il vaut mieux miser sur des activités douces et, une fois reposé, reprendre des activités plus toniques.

Respiration

Je conseille ici la pratique de la respiration alternée, ou anuloma viloma. Directement issue du *pranayama* yogique, cette technique permet d'harmoniser l'orthosympathique et le parasympathique et d'équilibrer la sécrétion des neurotransmetteurs. Il existe de nombreuses façons de la pratiquer. Voir Fiche 7 p. 170.

Gestion psycho-émotionnelle et techniques manuelles

* Toutes les techniques de relaxation sont ici les bienvenues : relaxation coréenne, massage bien-être, massage Trager, sophrologie… Selon votre contexte de stress et la nature des situations rencontrées, vous pouvez choisir de vous orienter plutôt vers des techniques corporelles de massage ou vers des techniques mentales de visualisation comme la sophrologie.
* Je recommande également la pratique de la méditation au quotidien. Les ateliers de méditation de pleine conscience ou *mindfullness* peuvent être une bonne façon de démarrer si vous n'avez jamais pratiqué. N'ayez pas peur de vous lancer, très souvent la méditation est un mot qui décourage, car il donne le sentiment de ne jamais y arriver. Nous avons tous un mental agité, et il nous faut apprendre pas à pas à mieux le contrôler. La méditation est une pratique qui s'apprivoise, ne vous mettez pas de limites et lancez-vous ! Les bénéfices sont immenses et vont bien au-delà de la simple gestion du stress. Vous en ferez l'expérience par vous-même.

→

Phyto/Aromathérapie

* Les plantes dites « adaptogènes » – le romarin *(Rosmarinus officinalis)*, la rhodiole *(Rhodiola rosea)*, l'éleuthérocoque *(Eleutherococcus senticosus)* – sont très conseillées pour aider à la gestion du stress au quotidien et permettent de moduler la sécrétion de cortisol.
* Il existe une plante spécifique de la médecine ayurvédique qui contient de la dopamine à l'état naturel : le pois de mascate *(Mucuna pruriens)*. Il est notamment très efficace dans les prises en charge de la maladie de Parkinson, due à une cessation de la production de dopamine par le cerveau. Attention ! Cette plante est à manier avec précaution, demandez conseil à votre naturopathe.
* D'autres plantes vont plutôt nous aider à retrouver le calme : la camomille matricaire *(Matricaria recutita)*, la passiflore *(Passiflora incarnata)*, la valériane *(Valeriana officinalis)*, le figuier *(Ficus carica)*.
* Pour les huiles essentielles (voir Fiche 10 p. 177), la famille des Citrus est particulièrement efficace pour calmer le système nerveux : orange douce, mandarine rouge, petit grain bigarade. À utiliser en diffusion 20 minutes dans la chambre à coucher ou en onction sur la peau : diluer 2 gouttes dans une huile végétale et appliquer sur le plexus et les poignets.

L'INSOMNIE

Les problèmes de sommeil sont aujourd'hui extrêmement courants. Environ une personne sur trois en France souffre d'insomnie et déclare avoir un mauvais sommeil. Deux personnes sur 10 consomment quotidiennement des somnifères ou des tranquillisants. Il y a d'ailleurs une recrudescence des prescriptions de benzodiazépines et d'antidépresseurs chez des personnes de plus en plus jeunes pour pallier des difficultés d'endormissement ou de réveils nocturnes.

On distingue :
– les problèmes d'endormissement (un temps très long pour trouver le sommeil) ;
– les cycles de sommeil rompus (réveils nocturnes, difficultés pour se rendormir) ;
– le réveil précoce (très tôt le matin) ;
– le sommeil non réparateur (le dormeur se réveille fatigué).

À quoi sert le sommeil ?

Le tiers de notre vie est consacré au sommeil afin de permettre la bonne santé et la longévité pendant les deux autres tiers. C'est pendant la nuit que l'on digère les aliments, élimine les toxines et que l'on se désacidifie grâce au travail des organes digestifs et des reins. Le sommeil permet également la réparation tissulaire, la cicatrisation et la régénération cellulaire grâce à la sécrétion de l'hormone de croissance pendant les trois premières heures de sommeil. La phase du sommeil consacrée aux rêves (classiquement nommée phase de sommeil paradoxal) permet elle aussi aux toxines de sortir de l'inconscient. C'est comme si on évacuait un trop-plein mental grâce aux rêves et aux cauchemars.

Enfin, le sommeil permet de resynchroniser notre horloge biologique et ses rythmes circadiens, et de favoriser l'homéostasie générale. Tout se rééquilibre chaque nuit, afin que nous puissions renaître à chaque nouvelle journée. Tous les cycles hormonaux sont régulés pendant la nuit. Par exemple, le sommeil permet de recharger en profondeur la glande surrénale. Il permet également la régulation de l'hormone leptine, responsable de la satiété et de la formation de cellules graisseuses. Il est aujourd'hui prouvé que mieux on dort, plus on maigrit !

La durée du sommeil dépend de l'âge et de la génétique. Les nouveau-nés dorment 18 heures par jour. Un enfant entre 5 et 10 ans va dormir environ 10 heures, un adulte entre 7 et 8 heures, et les seniors un peu moins, environ 6 à 7 heures par nuit. Chaque nuit est composée de plusieurs cycles de sommeil, d'une durée de 1 h 30 à 2 heures chacun.

Le rôle des neurotransmetteurs

Différents neurotransmetteurs interviennent dans la préparation et le déroulement des cycles de sommeil : la **sérotonine**, la **mélatonine** et la **valentonine**. L'histamine, qui n'est pas un neurotransmetteur mais une substance messagère du système immunitaire, joue également un rôle. C'est elle qui maintient l'état d'éveil dans le système nerveux central : cerveau et moelle épinière. L'histamine est également impliquée dans la réaction allergique inflammatoire qu'elle cause en partie et dans de nombreux autres processus. Son rôle global est encore mal connu, mais le sommeil est induit par la cessation de la sécrétion d'histamine dans le système nerveux central.

Le cycle du sommeil

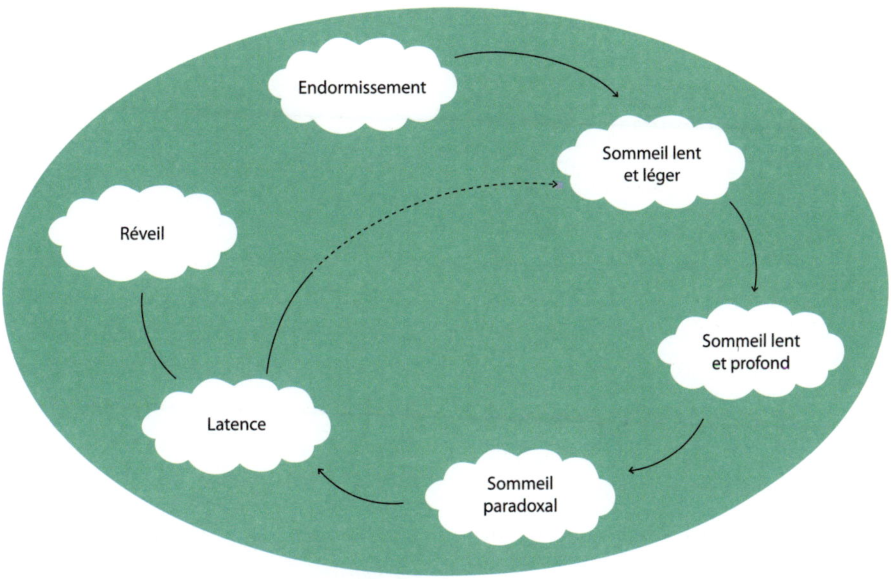

La sérotonine, comme décrit plus haut, est un neurotransmetteur qui favorise le calme, le bien-être et la détente. C'est à partir de la sérotonine que le corps fabrique la mélatonine.

La mélatonine est synthétisée par la glande pinéale dans le cerveau. Elle est responsable des cycles circadiens, du rythme éveil/sommeil et de la bonne synchronisation des cycles de sommeil. La glande pinéale est assez fascinante car c'est le seul organe du corps directement relié à la dimension de l'espace-temps. Elle sécrète de la mélatonine seulement pendant les périodes d'obscurité. La pratique du yoga et notamment de la méditation permet de stimuler cette glande et harmonise les neurotransmetteurs dans leur ensemble. La mélatonine fonctionne en trio avec la valentonine et une dernière hormone nommée 6-MH. Sécrétées uniquement de 22 h à 6 h du matin, elles sont toutes produites à partir de la sérotonine par la glande pinéale et ce sont elles qui sont responsables du bon sommeil. Elles sont peu connues du grand public car on ne retrouve que la mélatonine dans le sang, mais leur rôle est primordial dans la qualité du sommeil.

Il est donc indispensable d'avoir de bons niveaux de sérotonine pour bénéficier d'un sommeil de qualité, car c'est l'ingrédient de base de toutes les hormones responsables du sommeil.

Le GABA est lui aussi impliqué dans la préparation au sommeil. C'est le neurotransmetteur relaxant du corps, celui qui permet de « décrocher » après une journée remplie d'activités. Un déficit en GABA se traduit généralement par la sensation du « petit vélo » qui ne s'arrête jamais dans le mental, avec une tendance à la consommation d'alcool ou autres substances pour « faire lâcher ».

Insomnie et chronobiologie

La lecture classique de l'insomnie est de se focaliser sur l'équilibre entre les neurotransmetteurs. L'action porte sur les facteurs précurseurs de la sérotonine, la mélatonine, le magnésium, des plantes favorisant le sommeil... Mais il y a une autre approche, tout aussi fondamentale, qui consiste à observer l'horloge biologique. Nous devons principalement cette approche à la médecine traditionnelle chinoise et à l'ayurvéda, selon lesquelles l'énergie ne se trouve pas partout au même moment. Sur les 24 heures d'une journée, l'énergie vitale circule entre les organes et stimule leurs fonctions. Par exemple, la tranche horaire située entre 7 h et 9 h du matin est propice à l'activité de l'estomac, ce qui correspond au bon moment pour prendre son petit déjeuner. De 9 h à 11 h, c'est le couple rate-pancréas qui va être le plus actif, ce qui tombe bien, car ce sont les organes majeurs des premières étapes de la digestion.

Pour ce qui concerne le sommeil, il faut se référer aux « marées énergétiques » de la fin de la journée : de 23 h à 3 h du matin, ce sont la vésicule biliaire et le foie qui dominent. Précisons qu'il s'agit ici des heures solaires (GMT) et non des horaires été/hiver officielles.

Le foie est l'organe majeur de la détoxication. Il produit l'essentiel de ce travail pendant la nuit. Les personnes qui se réveillent systématiquement entre 1 h et 3 h du matin, ou qui ne peuvent s'endormir avant 3 h du matin, sont généralement des personnes dont le foie ne fonctionne pas bien. Souvent, ce sont des problèmes liés à une acidité excessive qui attaque le foie. Les toxines sont mal gérées, ce qui irrite de l'intérieur et met les nerfs à vifs. La stratégie naturopathique prendra donc en compte le facteur hépatique dans la prise en charge de l'insomnie, notamment par des mesures alimentaires. Il sera aussi judicieux de travailler en parallèle sur la colère, les frustrations et les non-dits, qui sont tous reliés à l'action du foie.

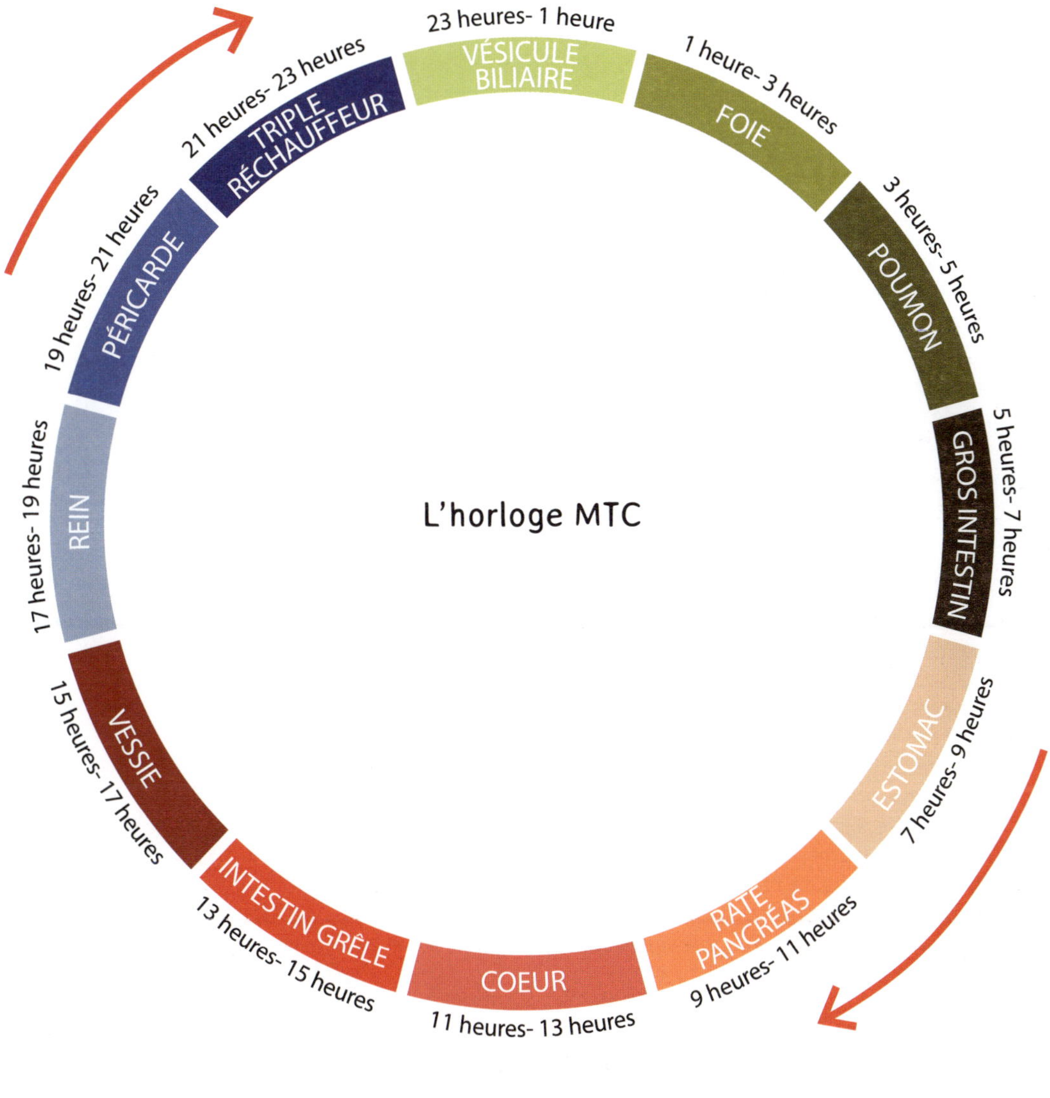

Si le dormeur se réveille entre 3 h et 5 h, c'est souvent le signe d'un excès de mucosités dans les poumons qui fait tousser et, parfois aussi, celui d'une douleur profonde. En médecine chinoise, l'émotion reliée au poumon est la tristesse. Un réveil fréquent à cette heure-ci peut être le signe d'un chagrin non réglé… Le corps exprime souvent ce que le mental ne veut pas conscientiser ; ce que le mal veut dire, c'est la « mal-a-dit ».

Enfin, les réveils précoces entre 5 h et 7 h sont souvent le signe de déséquilibres de la flore intestinale. Il faut alors rechercher une éventuelle dysbiose, candidose ou parasitose et mettre en place un protocole de nettoyage de l'intestin.

En pratique

Signes cliniques de l'insomnie

* Mauvais état de forme physique et/ou psychologique au réveil, sommeil décrit comme non récupérateur.
* Difficultés d'endormissement, agitation mentale, impatiences dans les jambes et syndrome des jambes sans repos.
* Réveils nocturnes intempestifs avec difficultés ou non pour se rendormir.
* Réveil précoce très tôt le matin.

Causes possibles

* Repas du soir pris trop tardivement.
* Repas du soir trop riche en graisses et protéines animales.
* Prise d'alcool et de tabac le soir.
* Prise de caféine après 16 h.
* Excès de psychostimulants en général : café, thé, chocolat, sucres à index glycémique élevé, piments.
* Hyper-orthosympathicotonie.
* Excès de cortisol.
* Excès d'histamine.
* Carence en dopamine.
* Carence en sérotonine, magnésium, fer, vitamines du groupe B, GABA.
* Hyperthyroïdie.
* Présence de parasites dans l'intestin.
* Anxiété, angoisses.
* Apnée du sommeil.
* Sédentarité excessive.
* Activités nocturnes devant un écran qui stimulent l'excitation neuronale.
* Décalage horaire de type jet-lag.
* Sevrage de médicaments, somnifères ou de stupéfiants.
* Sensibilité aux ondes électromagnétiques, au wifi.
* Mauvaise orientation du lit.
* Pleine lune.

→

Clés naturopathiques

Alimentation

* Dîner léger et au moins 3 heures avant l'heure du coucher. Idéalement au plus tard à 18 h 30 !
* Privilégier un dîner sans protéines animales et avec une petite portion de féculents à index glycémique bas comme les lentilles, le riz complet.
* Se coucher à 22 h 30, au plus tard à 23 h.
* Éviter l'alcool et le tabac le soir.
* Réduire voire supprimer les excitants : café, thé, sodas, chocolat, bonbons et sucreries.
* Favoriser les aliments précurseurs de la sérotonine vers 17 h : laitue, pomme, lait de coco, noix, pomme de terre, banane.
* Favoriser les aliments riches en magnésium : maquereau, cacao cru, noix, amandes, graines de courge, son de blé.
* Favoriser les aliments riches en vitamine B : levure de bière, oléagineux, légumes frais.
* Utiliser des épices antiparasitaires dans l'alimentation : cannelle, clou de girofle, noix de muscade.

Exercice physique

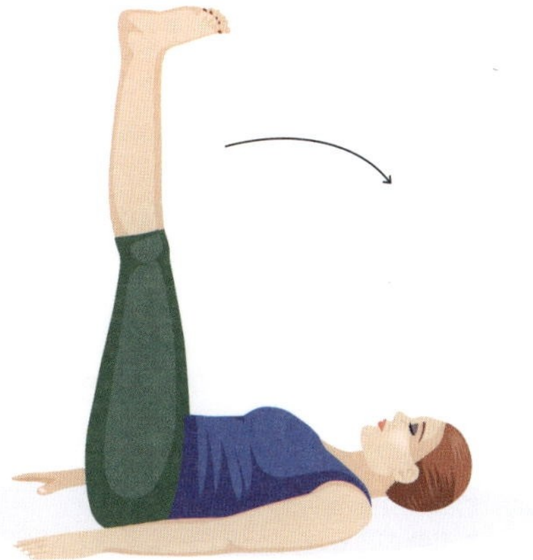

* L'excès de sédentarité peut favoriser l'insomnie. Les personnes qui ont une activité physique régulière ont de meilleurs taux de sérotonine que les personnes qui ne pratiquent aucun sport. Il est donc recommandé d'avoir tous les jours au moins 45 minutes d'activité physique, adaptée à votre âge et à votre condition.
* En yoga, toutes les postures vont favoriser un meilleur sommeil, car la pratique des asanas permet la régulation de la gestion du stress. Le yoga augmente la sécrétion de sérotonine, et ce dès seulement 12 minutes de pratique par jour.

La pratique d'***Halasana*, la posture de la charrue**, est souveraine pour apporter le calme au système nerveux.

S'asseoir au sol avec les jambes tendues devant soi. Sur une longue inspiration, allonger le dos en arrière et lancer les jambes derrière soi en enroulant le dos. Expirer profondément en faisant descendre les pieds derrière la tête.

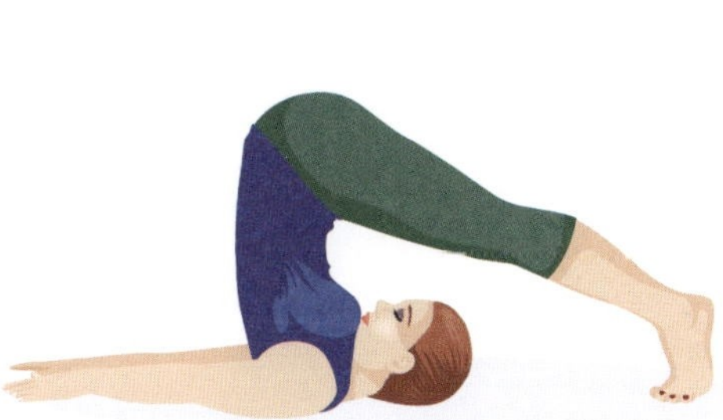

Placer ses mains en soutien du dos et respirer profondément, en essayant de garder les jambes tendues afin de garder un espace entre les cuisses et le visage. Rester dans la posture tant qu'elle est confortable. Pour en ressortir, dérouler tout doucement le dos vertèbre par vertèbre en se servant des mains comme un frein. Rester allongé sur le dos quelques minutes en respirant profondément.

→

Savasana, la posture de relaxation, est conseillée pour récupérer de l'énergie lorsque les nuits sont un peu raccourcies. À pratiquer dans la journée pendant 5 à 15 minutes. Le corps se régénère ainsi beaucoup plus vite et cela permet de reprendre ses activités. S'allonger sur le sol, pieds séparés et paumes des mains tournées vers le ciel. Fermer les yeux et se concentrer sur la respiration ventrale. Inspirer-gonfler le ventre, expirer-relâcher le ventre. Répéter pendant 10 minutes.

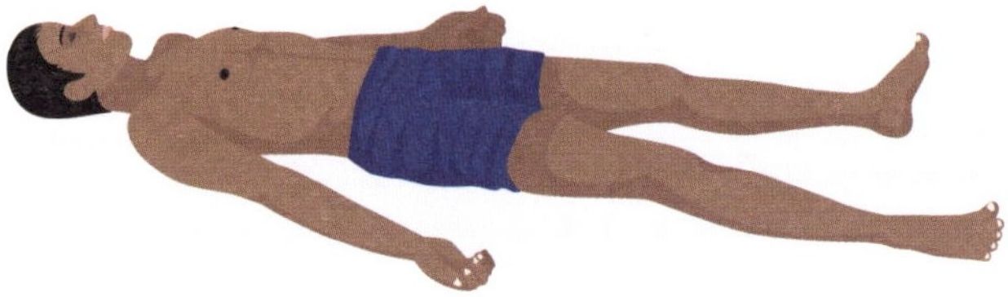

Respiration

Pratiquer la respiration ventrale en utilisant uniquement la narine gauche. Boucher la narine droite et ne respirer que par la gauche, en gonflant le ventre à l'inspir, et relâchant le ventre à l'expir. Le faire pendant 5 minutes, couché sur un lit.

Gestion psycho-émotionnelle

* Identifier les raisons qui nous poussent à rester éveillé : peur du lâcher-prise, peur de ne pas se réveiller, anxiété, culpabilité, colère, frustrations… Et travailler dessus avec un thérapeute.
* Écrire un petit journal avant d'éteindre la lumière, faire le bilan de sa journée et la liste des activités du lendemain pour « vider la tête ».

Hydrologie

* Prendre un bain de pieds dans de l'eau bien chaude (38 °C minimum) additionnée de gros sel pendant une vingtaine de minutes avant d'aller se coucher. Cela favorise la décongestion de la tête et l'apaisement dans le mental.
* En cas de sensibilité hépatique, s'allonger sur le côté droit dans un lit, puis placer la bouillotte contre les dernières côtes.

Phyto/Aromathérapie

* Une tisane de camomille matricaire *(Matricaria recutita)*, de passiflore *(Passiflora incarnata)* ou d'escholtzia *(Eschscholzia californica)* aide à induire un état propice au sommeil.
* La valériane *(Valeriana officinalis)* est très indiquée en cas de carence en GABA, sevrage tabagique, états anxieux.
* L'aubépine *(Crataegus oxyacantha)* permet de réguler les angoisses qui se traduisent par l'accélération des battements du cœur la nuit.
* S'il est nécessaire de drainer le foie, utiliser des plantes comme le boldo *(Peumus boldus)*, le chardon-Marie *(Silybum marianum)* et le pissenlit *(Taraxacum officinale)* en tisanes à partir de 18 h jusqu'au coucher.

* Le griffonia *(Griffonia simplicifolia)* favorise la production de sérotonine, mais cette plante est à manier avec précaution en raison d'interactions dangereuses avec des médicaments et antidépresseurs. Demandez conseil à votre naturopathe.
* L'huile essentielle de petit grain bigarade *(Citrus aurantium)* a des propriétés sédatives remarquables. Déposer 2 gouttes diluées dans une huile végétale sur le plexus et les poignets au moment du coucher.

Techniques énergétiques

* Éviter de regarder un écran le soir : télévision, ordinateur, tablette, smartphone ; privilégier la lecture.
* Placer la borne wifi le plus loin possible de la chambre à coucher.
* Orienter son lit de façon à avoir la tête au nord et les pieds au sud.

LA DÉPRESSION

Aujourd'hui en France, plus de 5 millions de personnes souffrent de dépression et environ 4 millions sont sous antidépresseurs remboursés par la Sécurité sociale. L'OMS estime à 400 millions le nombre de personnes touchées dans le monde. Environ 70 % de ces personnes connaîtront une récidive. Les burn-out, le chômage, la précarité et les suicides sont en constante progression. L'OMS estime que la dépression sera même le premier facteur de morbidité d'ici 2020, devant le cancer, le diabète et les pathologies cardiovasculaires. Ces chiffres alarmants reflètent une désadaptation profonde de l'humain à la société qu'il a créée. Comment ne pas questionner notre modèle scolaire, fondé sur l'impuissance apprise[5], au contraire de la *can-do attitude* si développée outre-Atlantique, fondée sur la mise en confiance des élèves dans leurs capacités dès le plus jeune âge ?

La chimie de la dépression[6]

La dépression démarre par une baisse de la combativité. Cet instinct de survie, nous l'avons vu précédemment, est conduit par la sécrétion de la noradrénaline. Lorsque les neurones sont épuisés, à cause de stress intenses et prolongés, la sécrétion de noradrénaline diminue beaucoup. Cela entraîne une baisse de l'attention, de la faculté de concentration, de la motivation. Cette chute de la noradrénaline, si elle se prolonge, entraîne à son tour une chute de la dopamine. Nous n'avons alors plus d'intérêt aux choses et ce qui nous faisait plaisir ne nous touche plus du tout. Cet *émoussement de l'affect* colore en gris la vision d'ensemble du monde et donne au dépressif une sensation permanente de mal-être. À un stade plus avancé, la

5. Seligman M., *Helplessness. On Development, Depression and Death*, 1975, Freeman, San Francisco.
6. Lettre du Dr Jean-Paul Curtay, *10 mesures pour triompher de la dépression*, septembre 2016.

carence en dopamine affecte les capacités de raisonnement et d'association d'idées, la personne n'a plus les moyens de concrétiser quoi que ce soit, l'estime d'elle-même est au plus bas. La personne dépressive est alors au plus mal, incapable de s'en sortir par elle-même et très souvent consciente de son état.

Les causes de la dépression

Il existe de nombreux facteurs pouvant causer la dépression.

Tout d'abord **l'excès de stress**, qui conduit à l'épuisement neuronal et à la baisse des sécrétions de noradrénaline et de dopamine. Cette baisse des neurotransmetteurs « activateurs de pulsions » influe forcément sur la quantité de la sérotonine, qui est le frein des pulsions. En situation de stress, le seuil de tolérance baisse, l'irritabilité et l'impatience augmentent, la colère se manifeste plus facilement. La capacité de frein est atteinte, car la vigilance est sursollicitée en premier lieu, ce qui épuise les neurones. Cette fatigue neuronale est amplifiée par la carence en magnésium et vitamines B, extrêmement courante aujourd'hui de par l'appauvrissement de l'alimentation et les problèmes d'assimilation intestinale. De plus, certaines personnes sont génétiquement plus sensibles, à cause d'une moins bonne recapture du magnésium par les cellules.

Un autre grand facteur de dépression est **l'inflammation générale causée par des problèmes de flore intestinale**. En effet, la dysbiose génère de nombreux gaz et molécules toxiques, qui remontent de l'intestin vers le foie par la veine porte. Le foie est alors touché par cette toxicité et produit alors des protéines pro-inflammatoires qui se déversent dans le sang et qui finissent par atteindre le système nerveux. Il faut savoir en outre que 70 % de la sérotonine est produite dans l'intestin, à partir d'un acide aminé, le L-tryptophane. Donc, si l'intestin ne fonctionne pas correctement à cause d'une flore inadaptée, la production de sérotonine est forcément altérée. La qualité de la flore intestinale est déterminante sur la bonne santé psychique, ainsi que le niveau d'inflammation autour de la muqueuse intestinale.

Il est prouvé aujourd'hui que cette inflammation est entretenue et majorée par la carence en vitamine D3. Or, 90 % des Français sont carencés en vitamine D de façon chronique !

Enfin, il existe bien évidemment un lien entre la dépression et **les troubles de l'attachement** déclenchés dans la petite enfance, voire dès la naissance. Le niveau de sécurité affective, donnée par le toucher, l'allaitement, l'imprégnation d'ocytocine, l'hormone de l'empathie dans le lien mère-enfant, est déterminant dans la vulnérabilité à la dépression d'un individu[7].

Les thérapeutes spécialisés et les médecins évaluent l'état dépressif d'une personne grâce à des tests comme l'échelle de

7. *Cf.* la théorie de l'attachement formalisée par le psychiatre John Bowlby au siècle dernier.

Hamilton (que vous trouverez en annexe, p. 173).

La stratégie naturopathique est donc globale et multifactorielle, afin d'appréhender les différentes causes possibles de la dépression. Attention ! Il existe des contre-indications entre certaines mesures décrites ici et les traitements antidépresseurs allopathiques. Demandez conseil à votre médecin ou naturopathe et n'arrêtez jamais brutalement un traitement antidépresseur.

En pratique

Signes cliniques de la dépression

* Baisse chronique de l'humeur, de la motivation.
* Absence d'envie de se lever le matin.
* Fatigue importante toute la journée, léthargie.
* Difficultés de concentration, perte d'attention, pertes de mémoire.
* Absence de plaisir à quoi que ce soit.
* Baisse de l'estime de soi, dévalorisation.
* Attirance très forte voire compulsive pour le sucre, le chocolat, les aliments plaisir.
* Baisse de la libido, troubles érectiles.
* Score important au test de Hamilton.

Causes possibles

* Exposition prolongée au stress.
* Carence en noradrénaline, dopamine, sérotonine.
* Carence en vitamines B et D, en magnésium.
* Alimentation pro-inflammatoire entraînant de la porosité intestinale.
* Dysbiose, candidose.
* Inflammation hépatique et hypométhylation.
* Inflammation systémique de bas grade.
* Troubles de l'attachement dans l'enfance.

Clés naturopathiques

Alimentation

* Supprimer les aliments pro-inflammatoires : aliments transformés industriels, plats préparés surgelés, viande rouge, huile de palme, huile d'arachide, cacahuètes, laitages de vache, produits de panification (pain, pizza, panini, viennoiseries), huile de tournesol, huile de pépins de raisin.
* Favoriser les aliments anti-inflammatoires : fruits et légumes frais, jus de légumes, curcuma, noix, poissons riches en oméga 3, huile de colza, huile d'olive.
* Augmenter la consommation d'aliments riches en antioxydants : tout ce qui est cru et coloré (le curcuma, la myrtille, le brocoli sont des aliments hautement antioxydants)
* Favoriser les aliments riches en L-tryptophane, le précurseur de la sérotonine : laitue, pomme, pomme de terre, banane, lait de coco, ananas.
* Favoriser les amandes, la purée d'amandes, les oléagineux en général.

→

* Favoriser les aliments riches en magnésium : légumineuses, maquereau, cacao cru, oléagineux.
* Envisager une supplémentation en acide aminé L-tyrosine. À discuter avec votre naturopathe.
* Favoriser les aliments riches en vitamines B : levure de bière, légumes frais.
* Consommer de la spiruline si vous êtes végétarien (elle apporte de la vitamine B12 et du fer).
* Consommer du foie de morue et faire vérifier votre niveau de vitamine D.

Exercice physique

* La pratique d'une activité physique modérée permet d'une part de relancer la sécrétion des endorphines, les substances générées après une sécrétion de dopamine qui donnent une sensation de bien-être, et favorise d'autre part la production de sérotonine.
  La simple marche en plein air permet des améliorations remarquables chez les personnes dépressives, grâce à la combinaison de l'activité physique avec l'exposition à la lumière solaire (voir Fiche 17 p. 184).
* La pratique en de la **posture *Adho mukha svanasana*, le chien tête en bas**, combat particulièrement bien l'anxiété.

  S'allonger sur le ventre avec les paumes de main de chaque côté de la poitrine. Monter à quatre pattes sur les genoux et les mains. Placer les genoux à l'aplomb des hanches et les mains légèrement devant les épaules. Fléchir les orteils et lever les hanches vers le ciel en expirant profondément. Garder les bras et les jambes tendues, relâcher complètement la tête. Garder la posture pendant 30 secondes en respirant profondément avec le ventre.

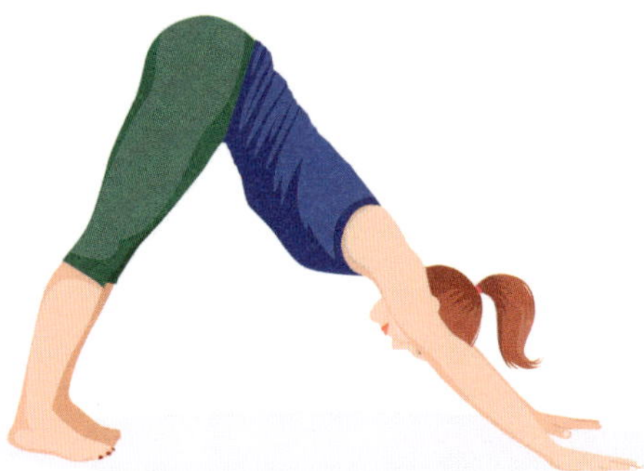

Gestion psycho-émotionnelle

Si la dépression est déclenchée par un événement traumatique ou relève de troubles de l'attachement, il est indispensable de demander de l'aide à un thérapeute. La technique de l'EMDR (Eye-Movement Desensitization and Reprocessing) peut aider à désamorcer la charge émotionnelle d'un événement en particulier et permettre le travail thérapeutique. La technique comportementale et cognitive (TCC) et l'EFT (Emotional Freedom Technique) ont fait leurs preuves pour aider les personnes souffrant de dépression, sur des temps de thérapie relativement brefs.

→

Phyto/Aromathérapie

* Certaines plantes possèdent les mêmes qualités que les antidépresseurs allopathiques, mais ne peuvent en aucun cas être prises en même temps qu'un traitement. Demandez toujours de l'aide à un professionnel de santé. Assez classiquement, on retrouve dans cette catégorie le millepertuis *(Hypericum Perforatum)* et le griffonia *(Griffonia simplicifolia)*.
* D'autres plantes sont d'utilisation moins délicate et tout aussi efficaces : le safran *(Crocus sativus)*, le brahmi *(Bacopa monnieri)* ou encore la rhodiola *(Rhodiola rosea)*.
* Le curcuma *(Curcuma longa)* a montré d'excellents résultats sur la dépression.
* Des huiles essentielles sont nécessaires pour traiter l'éventuelle dysbiose, uniquement sur conseil d'un professionnel : cannelle *(Cinamomum verum)*, origan *(Origanum vulgare)*, thym *(Thymus vulgaris)*, gingembre *(Zingiber officinale)*.
* Si le foie a besoin d'un coup de pouce, faire appel au chardon-Marie *(Silybum marianum)*, à l'artichaut *(Cynara cardunculus* var. *scolymus)*, au boldo *(Peumus boldus)*.

Technique de rayonnement

Exposez-vous à la lumière du soleil pour stimuler vos endorphines et la production de vitamine D.
En cas de dépression saisonnière, la luminothérapie est d'un grand secours. Nous avons souvent une baisse de l'humeur et de la motivation en entrant dans la saison hivernale à cause de la carence en vitamine D et de l'excès de mélatonine. Faire quelques séances d'exposition de 15 minutes à 1 heure avec un appareil de luminothérapie permet de prévenir la dépression saisonnière chronique.

LES ADDICTIONS

Ce chapitre n'a pas vocation à traiter l'addiction, mais à apporter un éclairage nouveau sur ce que la naturopathie nous enseigne des mécanismes addictifs. Drogues, comportements face aux jeux, paris, sports, shopping, alimentation… Autant de possibilités d'addictions qui se résument finalement à une perte de contrôle du mental, lequel entraîne la dépendance, qu'elle soit physique ou psychique.

L'explication du fonctionnement des neurotransmetteurs que nous avons apportée précédemment va nous permettre d'éclairer ici le mécanisme de la dépendance. Nous allons nous focaliser sur la carence en certains neurotransmetteurs et nutriments, clé de la compréhension naturopathique de certaines addictions, et y apporter des réponses.

La piste des neurotransmetteurs

La lecture classique de l'addiction est celle de la voie de la dopamine. C'est ce neurotransmetteur qui active l'aire dite « de la récompense » dans le cerveau. Lorsque celle-ci est activée, les neurones sécrètent des endorphines, lesquelles nous procurent une sensation de bien-être. Ainsi, n'importe quel comportement nous procurant du plaisir : manger, courir, faire du shopping, faire du sport, jouer aux jeux vidéo, avoir un rapport sexuel... stimule l'aire de la récompense et la production d'endorphines. Si nous répétons ce comportement, nous allons reproduire la récompense et la sensation de bien-être qui y est associée. Nous ne sommes donc pas véritablement accros à une activité extérieure, mais à notre propre chimie cérébrale intérieure ! Les junkies, ce sont nos neurones...

Pour reprendre le contrôle, nous devons prendre conscience de nos mécanismes de fonctionnement et sortir de l'automatisme. Le cerveau possède une neuroplasticité remarquable, nous pouvons le remodeler à notre guise, selon nos besoins et nos intentions. C'est un outil qui doit être à notre service, et non l'inverse ! Grâce à des pratiques comme la méditation, la méditation *mindfullness*, le yoga, nous prenons plus facilement conscience de nos schémas comportementaux. La prise de conscience est toujours la première étape d'un changement, qui, en général, se fait de façon plus positive pour nous et notre entourage.

La piste de la flore intestinale

Il est prouvé aujourd'hui par de nombreuses études que l'état de notre flore intestinale influe profondément sur notre psychisme général. La dysbiose peut engendrer des comportements dépressifs voire psychiatriques dans certains cas. Aujourd'hui, le lien est fait entre la composition de la flore intestinale et le comportement alimentaire. La dominance de certaines familles bactériennes va favoriser la sécrétion des hormones de la satiété : leptine et mélanotropine, alors que d'autres vont faire assimiler à outrance et favoriser la prise de poids, tout en dérégulant la production d'insuline, ce qui engendre une sensation de faim permanente. Les personnes obèses ont des flores intestinales généralement pauvres en bifido-bactéries, et produisant des substances pro-inflammatoires. Nous aurons l'occasion d'y revenir dans le chapitre consacré au syndrome métabolique.

Pour revenir au phénomène de l'addiction, la dysbiose intestinale engendre des comportements alimentaires compulsifs, surtout pour les sucres. En effet, les bactéries se nourrissant de sucre, elles favorisent l'*appel de sucre* afin d'assurer leur survie.

Les principaux aliments visés sont :
– toutes les sucreries : bonbons, chocolats, gâteaux, viennoiseries, pâtisseries ;
– tous les sucres cachés : dans les laitages animaux – le lactose des yaourts –, les aliments industriels salés comme les biscuits apéritifs, les chips ;
– le gluten et ses dérivés : le pain, les pizzas, les panini, les pains industriels (brioche, pain au lait, pain de mie industriel).

Si vous avez tendance à ne pas pouvoir vous passer de ces aliments, je vous conseille de faire un test de dépistage du Candida albicans. Cette levure qui prolifère dans l'intestin, très répandue aujourd'hui, est souvent à l'origine de ces addictions alimentaires. On peut retrouver sa trace par une simple prise de sang dans un laboratoire spécialisé.

Dans le cas où vous ne seriez pas positif au Candida, mais que vous reconnaissez vos aliments préférés dans la liste plus haut, un protocole de nettoyage de la flore intestinale est vivement recommandé, ainsi qu'un réensemencement régulier et progressif. Vous pouvez vous référer aux pages consacrées à la dysbiose (p. 56), vous y trouverez toutes les informations nécessaires.

Les addictions spécifiques

Le café

L'addiction au café, au-delà de cinq cafés quotidiens tous les jours, reflète une carence en dopamine. La prise de caféine vient stimuler la glande surrénale dans sa production de cortisol, ce qui entraîne une montée de la sécrétion de dopamine pour fabriquer de l'adrénaline et de la noradrénaline. La prise excessive de café entraîne une fuite du magnésium dans les urines à cause de l'effet diurétique, ce qui génère par effet rebond une carence en magnésium pour les systèmes nerveux et musculaire, de la fatigue, de l'irritabilité, des crampes, de l'insomnie…

Le chocolat

L'addiction au chocolat pointe vers une carence en sérotonine et la recherche d'un antidépresseur léger. Le chocolat est riche d'une molécule appelée PEA (phényléthylamine) qui est un antidépresseur naturel. Cette PEA vient stimuler la production de sérotonine, qui est, rappelons-le, le neurotransmetteur du bien-être, du calme et de la zen attitude. Donc, lorsque nous consommons du chocolat de façon compulsive, nous cherchons en réalité à remonter notre taux de sérotonine. En effet, le cacao a une teneur élevée en magnésium qui est l'un des cofacteurs principaux de la fabrication de la sérotonine. Il permet ainsi de réguler le système nerveux.

L'alcool et le cannabis

Les addictions à l'alcool et au cannabis sont symptomatiques de carences en GABA. Ce neurotransmetteur, responsable de la relaxation interne par inhibition des substances excitatrices du système nerveux, est très fréquemment insuffisant chez les personnes qui ont besoin de prendre un verre ou de fumer un joint en rentrant le soir après une journée de travail. Certaines plantes aux effets beaucoup moins délétères peuvent venir donner un bon coup de pouce dans un protocole de sevrage et apporter des réponses naturelles en cas de besoin ponctuel. La consommation très régulière d'alcool engendre aussi de fortes carences en vitamines B, notamment B1 et B6. Il faut donc penser à complémenter en vitamines B, dans toute prise en charge d'alcoolisme, mais aussi en zinc, car l'alcool favorise la perte du zinc dans les urines.

Le tabac

Pour ce qui est du tabac, arrêtons-nous sur la lecture de la médecine chinoise traditionnelle. Celle-ci considère que les poumons sont un organe chargé de gérer l'émotionnel. L'excès d'émotion qui pèse directement sur le poumon est yin, humide, froid. Afin d'équilibrer la situation, le fumeur va chercher à apporter du chaud, du yang, du sec dans le poumon. Le tabac va venir assécher l'excès d'humidité du poumon grâce à la fumée inhalée qui est chaude, yangisante. Donc, un fumeur est une personne qui évite la gestion d'une émotion en fumant. Fumer, c'est ne pas savoir comment aborder ses émotions autrement pour les évacuer. L'addiction à la nicotine est un facteur qui intervient beaucoup plus tard, après une consommation régulière de longue durée.

Donc, si vous souhaitez arrêter de fumer, posez-vous d'abord la question de savoir pourquoi vous avez commencé. Rappelez-vous le contexte émotionnel dans lequel vous étiez lors de vos premières cigarettes. On retrouve fréquemment le besoin de s'intégrer au groupe, le besoin de faire face à un événement fort, le désir de liberté, d'émancipation… Toutes ces motivations relèvent d'insécurités émotionnelles, conscientisées ou non. Alors accueillons nos émotions, vivons-les pleinement, elles ne font que nous traverser… Cessons de nous y identifier et laissons-les partir, librement.

La tendance à la **cigarette électronique** peut venir aider pour l'addiction à la nicotine et à réduire l'impact nocif des goudrons, de la combustion, des agents de goût chimique. Mais elle ne change en rien cette tendance à *enfumer* l'émotionnel, à dresser cet écran de fumée entre notre conscience et notre ressenti. Elle ne fait que répondre partiellement et de façon très marketing au problème du tabagisme, sans mentionner que nous n'avons absolument aucun recul sur l'impact des produits chimiques utilisés pour fabriquer les mélanges à vapoter.

En pratique

Clés naturopathiques pour aider au sevrage

Alimentation

* Supprimer les aliments favorisant les déséquilibres de la flore intestinale : produits industriels transformés, plats préparés, laitages animaux, glaces, bonbons, chocolats, viennoiseries, pains industriels, baguette blanche, fruits en excès, céréales blanchies en général (riz blanc, pâtes non complètes, blé, semoule) et surtout celles contenant du gluten (blé, avoine, orge, seigle, épeautre).
* Favoriser une alimentation riche en légumes frais, légumineuses, oléagineux, riz complet.
* Réduire la viande rouge, la charcuterie, les abats.
* Favoriser les viandes blanches, la volaille, le canard, les poissons blancs, les sardines et maquereaux, les œufs biologiques à la coque.
* Favoriser les huiles crues anti-inflammatoires : olive, colza, lin.
* Supprimer les huiles pro-inflammatoires : palme, tournesol, pépins de raisin, arachide, maïs, soja.
* Consommer de la klamath en cures régulières, algue d'eau douce riche en PEA, « grande sœur » de la spiruline.
* Favoriser les amandes, très riches en L-tyrosine, prendre quotidiennement des protéines de chanvre.
* Favoriser les aliments riches en magnésium : cacao cru, maquereau, quinoa, riz complet, légumineuses, oléagineux.

→

Exercice physique

* Toute pratique sportive est bienvenue lors d'un protocole de sevrage. D'ailleurs, une grande majorité de personnes vont avoir tendance à compenser par le sport le manque de tabac ou d'alcool. Bien sûr, le sport est meilleur pour la santé, mais attention à ne pas tomber dans l'addiction au sport, qu'on nomme la bigorexie.
* Pour les personnes en arrêt du tabac, toute activité cardiopulmonaire d'intensité modérée mais de longue durée, par exemple un footing de 45 minutes, est conseillée afin de faciliter l'évacuation des glaires et le nettoyage des bronches. Il est d'ailleurs tout à fait normal d'avoir un excès de mucus dans les premiers temps sans tabac, car le poumon lance un programme de nettoyage qui passe par la sortie des sécrétions bronchiques.
* Il existe également une **posture spécifique du nettoyage des poumons appelée le poisson, *Matsyasana***.
  S'allonger sur le dos et cacher les bras sous le corps, avec les mains à plat au sol sous les fessiers.

Sur une inspiration, pousser sur les coudes et les avant-bras afin de décoller le buste du sol. Arquer le haut du dos et faire reposer la tête sur le sol, mais sans peser dessus.
Le poids du corps est entièrement supporté par les bras et la force dans le dos.
Ouvrir grand les poumons dans cette posture, respirer profondément. Tenir la posture tant qu'elle est confortable.
Pour sortir de la posture, relever doucement la tête, dégager les bras et venir ensuite doucement étirer la nuque uniquement avec la force des bras.

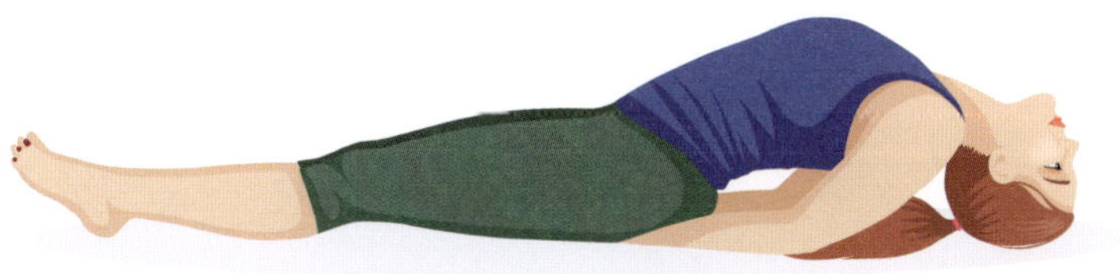

Respiration

En yoga, on conseille tout particulièrement l'exercice de *pranayama Sitali*, à pratiquer tous les jours et à chaque fois que l'envie de fumer se fait ressentir. C'est une façon de respirer qui apporte de la fraîcheur dans le mental.
Rouler la langue en forme de U et la sortir au-delà des lèvres comme une paille. Inspirer doucement au travers de la langue roulée ; expirer doucement par le nez. S'asseoir calmement et pratiquer cette respiration 5 minutes tous les matins et 5 minutes tous les soirs avant de se coucher. Pratiquer aussi 10 longues respirations avec cette technique à chaque fois que l'envie de fumer se fait sentir.

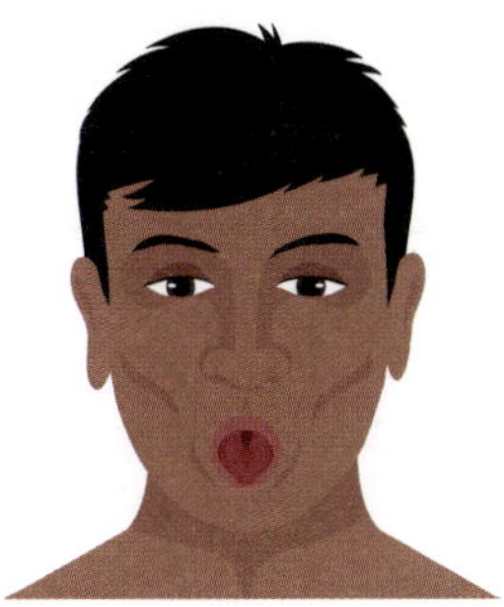

Gestion psycho-émotionnelle

L'hypnose ericksonienne est très efficace pour aider les personnes en sevrage tabagique. La motivation personnelle est déterminante pour éviter la rechute, mais un coup de pouce est appréciable. La sophrologie est elle aussi d'une grande aide.
Encore une fois, posez-vous la question de savoir pourquoi vous avez commencé. Cette raison est-elle toujours d'actualité ?

→

Phyto/Aromathérapie

* Deux plantes sont majeures pour imiter l'effet relaxant du GABA : la valériane *(Valeriana officinalis)* et l'ashwagandha *(Whitania somnifera)*. Leur usage est particulièrement recommandé pour tout protocole de sevrage.
* La racine de kudzu *(arrowroot)* est traditionnellement conseillée pour alléger les symptômes liés au manque : irritabilité, migraine. On peut la consommer en thé ou en gélules.
* Enfin, la rhodiole *(Rhodiola rosea)* est une plante qui renforce le courage et la détermination, indispensables vertus de tout protocole de sevrage !
* L'huile essentielle de mandarine rouge *(Citrus regulata)* est aussi très efficace pour calmer l'agitation liée au manque. Mettre 1 goutte sous la langue dès que besoin et pratiquer une onction sur le plexus tous les soirs au coucher.

Technique réflexe

Plusieurs séances d'auriculothérapie sont particulièrement recommandées ici. Cette technique permet d'aider la personne à rester calme et déterminée dans sa résolution, surtout pendant les trois premières semaines, qui sont souvent les plus difficiles à passer.

Techniques énergétiques

* L'acupuncture de la médecine chinoise est très efficace pour aider à l'arrêt du tabac ou d'autres produits. Elle permet d'éviter la surcompensation alimentaire et favorise le calme dans le mental.
* Une ou plusieurs séances chez le magnétiseur sont aussi recommandées. Cela permet de nettoyer les différents corps de l'imprégnation du produit. C'est très efficace pour ne plus y penser, ne plus avoir envie. On l'oublie, tout simplement.

Nous avons ainsi vu les principales problématiques liées à la gestion du stress. Il faut également retenir que beaucoup de problèmes de santé sont liés à un taux excessif de cortisol dans le sang (cortisolémie), notamment ce qu'on nomme le syndrome métabolique et toutes les pathologies inflammatoires dites « de civilisation » comme les maladies auto-immunes. Cela constitue l'objet des chapitres suivants, mais gardons à l'esprit que le stress est un facteur majeur dans le développement de ces problématiques. C'est d'ailleurs la raison pour laquelle les programmes d'hygiène naturopathique comportent nécessairement une clé de gestion du stress en plus des propositions alimentaires, afin d'aborder les causes du problème dans leur globalité.

Le syndrome métabolique

Le syndrome métabolique, appelé également syndrome X, n'est pas une pathologie à part entière, mais plutôt un regroupement de signes cliniques qui, ensemble, accroissent le risque de diabète de type 2 et de pathologie cardiovasculaire. C'est une sorte de « profilage » physiologique pour identifier les individus risquant de déclencher un diabète sucré ou une maladie cardiaque, et ainsi mettre en place des mesures préventives. Il faut savoir que, selon l'OMS, les maladies cardiovasculaires sont la première cause de mortalité mondiale, en regroupant les cardiopathies, les accidents ischémiques et les AVC. Les infections pulmonaires viennent en deuxième, suivies de très près par le cancer et le diabète, avec une hausse de plus de 70 % en quinze ans pour ce dernier.

L'augmentation constante des maladies cardiovasculaires et du diabète est intimement liée au mode de vie moderne, où la malbouffe et la sédentarité sont aujourd'hui la normalité. Se nourrir sainement et faire du sport est presque considéré aujourd'hui comme un luxe, hors de portée financière de la majorité des gens. Comment a-t-on pu à ce point sortir du cadre, en allant dans une direction aussi mauvaise pour nous ? Sans parler de la dimension environnementale, il est tout de même étrange de favoriser à ce point des habitudes de vie qui nous tuent de plus en plus.

DE QUOI S'AGIT-IL ?

Cinq paramètres définissent ce syndrome, reconnu comme tel dès le cumul de deux d'entre eux :

– **le tour de taille.** Prenez un mètre de couture, expirez et mesurez votre tour de taille. Il est considéré comme un critère du syndrome au-delà de 80 cm chez les femmes et de 93 cm chez les hommes ;

– **le taux de triglycérides sanguin pris à jeun.** Il doit être supérieur ou égal à 1,5 g/litre pour être considéré comme un critère du syndrome métabolique ;

– **le taux de sucre sanguin pris à jeun** (glycémie). De la même manière, il doit être supérieur ou égal à 1,10 g/litre ;

– **la tension artérielle.** Supérieure ou égale à 13-8,5 (soit 130/85 mmHg), elle est aussi l'un des critères ;

– **un rapport du cholestérol HDL-LDL supérieur à 4** constitue enfin le dernier critère.

Ces paramètres sont facilement détectables par une prise de sang et une visite chez le médecin traitant. La prise en charge classique en allopathie est de traiter l'hypertension par des médicaments,

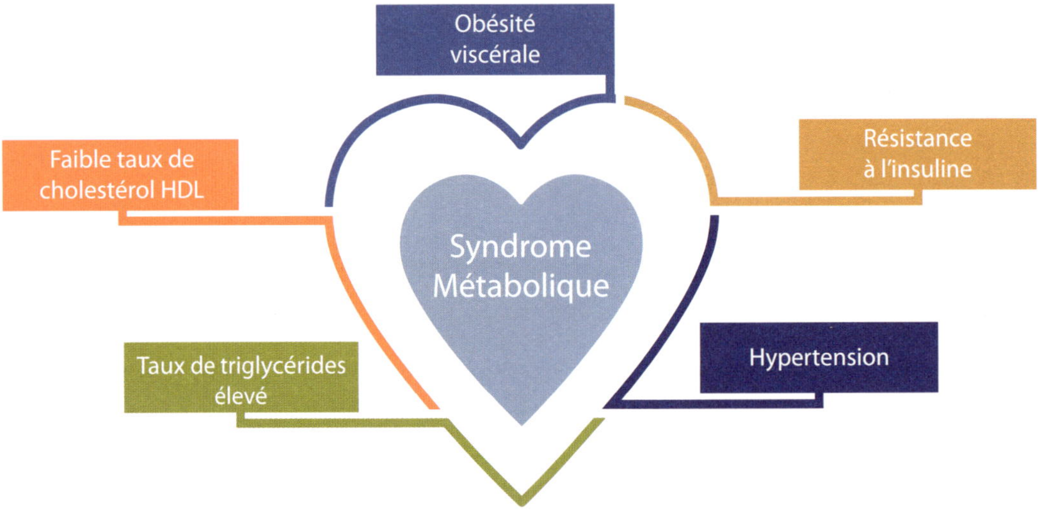

de donner des statines pour faire baisser le cholestérol et de prodiguer quelques conseils d'hygiène de vie comme l'arrêt du tabac, la réduction du sel et la pratique de l'exercice. Mais, sans une remise à plat complète de l'hygiène de vie, ces mesures s'avèrent souvent insuffisantes pour vraiment prévenir un diabète sucré ou une cardiopathie. Il y a de plus des effets secondaires non négligeables à la prise de statines sur le long terme : douleurs musculaires et articulaires, déprime, atteintes neuronales et déclin cognitif... Il est indispensable de responsabiliser la personne sur sa prise en charge et de la rendre actrice de sa santé au quotidien. Pour que la prévention soit efficace, nous devons apprendre à nous connaître mieux.

Nous allons maintenant détailler l'approche naturopathique des différentes composantes du syndrome X, à savoir le surpoids, l'hypertension artérielle, le bilan lipidique, et le diabète de type 2 (diabète non insulino-dépendant).

LE SURPOIDS

Les chiffres actuels de l'obésité sont alarmants. En France, 15 % de la population est classée obèse, et plus de 50 % de la population est en surpoids. C'est-à-dire une personne française sur deux, 56,8 % des hommes et 40,9 % des femmes. Si la tendance actuelle se poursuit, nous rattraperons les chiffres des États-Unis d'ici 2020, c'est-à-dire demain ! Car ils ne font qu'augmenter, + 50 % tous les sept ans environ, et sur toutes les catégories d'âges : enfants, adultes, seniors. Les enfants sont touchés de plus en plus tôt, avec une prévalence d'enfants obèses de 30 % en âge préscolaire dans les pays émergents. En France, environ 19 % des enfants entre 3 et 17 ans sont en surpoids ou obèses, avec une plus forte proportion de jeunes filles. Il existe également de fortes disparités entre les catégories sociales, où le taux de personnes en surpoids est inversement proportionnel au montant du revenu mensuel. Plus les revenus sont élevés, plus la proportion de personnes en surpoids diminue.

Le surpoids se caractérise par **deux critères** : le **tour de taille** (supérieur à 80 cm pour les femmes, à 93 cm pour les hommes) et l'**IMC,** indice de masse corporelle, supérieur à 25. L'IMC correspond au poids, en kilos, divisé par le carré de la taille, en mètres. On est classé comme obèse à partir d'un IMC de 30.

La prise en compte du tour de taille est importante car on peut avoir un IMC dans la norme et cependant avoir une prise de graisse abdominale dangereuse. Il ne faut pas se méprendre, il ne s'agit pas d'un débat sur les modèles esthétiques d'une société, mais bien d'un phénomène morbide qui ouvre la voie à de nombreuses pathologies. Être en surpoids peut être très dangereux pour la santé, cela favorise les pathologies cardiaques, vasculaires, les problèmes respiratoires, le diabète, certains cancers, la dépression, les problèmes articulaires…

IMC (taille/masse^2)	Interprétation
moins de 15	Famine
15 à 18,5	Maigreur
18,5 à 25	Corpulence normale
25 à 30	Surpoids
30 à 35	Obésité modérée
35 à 40	Obésité sévère
plus de 40	Obésité morbide/ massive

Ce qui est doublement alarmant, c'est que l'obésité est un facteur épigénétique, qui agit *in fine* sur la génétique. On retrouve de plus en plus d'enfants en surpoids très jeunes dans les familles où les parents sont aussi touchés. Classiquement, cela s'explique par la transmission des habitudes culinaires, le manque d'éducation, l'excès de sédentarité. Mais les récentes avancées de la recherche sur le sujet ouvrent la voie à de nouvelles pistes de travail.

Le rôle de l'inflammation

L'inflammation immunitaire

Le surpoids est une pathologie inflammatoire. L'accumulation de graisses dans le tissu adipeux déclenche une réaction du système immunitaire. Cette réaction des globules blancs génère des substances messagères inflammatoires (cytokines, interleukines) pour appeler d'autres globules blancs. Cette réaction a tendance à faire monter le taux de CRP, la protéine C réactive, qui est un marqueur inflammatoire général de l'organisme. Cela montre que l'inflammation ne se limite pas au tissu adipeux, mais bien qu'elle est généralisée. On note aussi de forts taux de TNF-alpha, un autre marqueur inflammatoire, qui a lui tendance à faire fondre les muscles. Ainsi, plus on prend de graisse, plus on grignote ses muscles et plus il est difficile de se remuscler après.

Balance oméga 3/oméga 6

L'inflammation est aussi causée par un mauvais ratio entre les différents acides gras de l'alimentation moderne. En effet, celle-ci entraîne un gros déséquilibre de cette balance, avec une nette favorisation des oméga 6 (pro-inflammatoires) au détriment des oméga-3 (anti-inflammatoires). Les sources alimentaires d'oméga 6 sont excessives : huile de palme, de maïs, de soja, d'arachide, amidons raffinés, protéines animales en excès... et les sources d'oméga 3 trop rares dans l'alimentation quotidienne : noix, pourpier, lin, tétragone, algues, alfalfa. Augmenter les oméga 3 et réduire les sources d'oméga 6 est l'une des clés pour maigrir et faire baisser l'inflammation. Nous avons en moyenne un rapport de un oméga 3 pour 20 oméga 6 alors qu'il faudrait qu'il soit de un pour cinq pour être en bonne santé.

Leaky gut syndrom, le syndrome de l'intestin poreux

La perméabilité intestinale, nous l'avons vu précédemment, est aussi un facteur d'inflammation majeure. Les personnes en surpoids sont toutes dans une situation de porosité de la barrière épithéliale, et la réponse naturopathique doit absolument prendre en compte ce facteur. Il est indispensable de réparer la muqueuse pour permettre à l'intestin de fonctionner à nouveau correctement. Il est impossible de perdre du poids si on a l'intestin poreux, à cause des réactions immunitaires inflammatoires que cela engendre.

Le rôle de la flore intestinale

La composition de la flore intestinale chez les individus en surpoids est généralement beaucoup moins variée que chez les personnes ayant un poids stable. En effet, une faible diversité des familles bactériennes est constatée chez les personnes obèses, avec une prévalence des bactéries *firmicutes*. Ces dernières favorisent l'assimilation excessive du bol alimentaire et agissent sur les hormones responsables de la sensation de satiété et de la réponse à l'insuline. La sensation de faim perdure, et les cellules ont une réponse moins efficace à l'insuline. Le sucre est stocké en plus grande quantité et se transforme en graisse dans le tissu adipeux si la dépense énergétique n'est pas au rendez-vous. Plus l'insuline monte, plus le nombre de cellules adipeuses augmente. Nous y reviendrons dans le chapitre sur le diabète. Les personnes ayant un poids stable ont une majorité de familles *bifides* et *bacteroidetes*, avec une plus grande diversité entre les familles. C'est pour cette raison que les probiotiques que l'on donne en complémentation sont en général des bactéries issues des familles bifides et lactobacilles.

Lorsque la flore intestinale est perturbée, la prise de poids s'accentue. C'est ce qui explique, entre autres, les 3 à 5 kg pris en moyenne par personne lors de l'arrêt du tabac où la flore est modifiée temporairement. Si le régime alimentaire est adapté, ces kilos en trop sont perdus avec la régulation de la flore, automatique au bout de quelques mois. Mais en cas de compensation alimentaire, ces kilos restent en général bien présents. De plus, nous avons vu au chapitre précédent que la composition de la flore intestinale influe sur nos comportements alimentaires en général. Donc, en situation de surpoids, pour maigrir il est indispensable de penser à la flore intestinale. Cela rejoint le travail sur l'inflammation cité précédemment, car une flore déséquilibrée est pro-inflammatoire et donc facteur de surpoids.

Pour revenir aux jeunes enfants, il est aujourd'hui prouvé que l'alimentation de la mère pendant la grossesse et l'alimentation durant les deux premières années de vie sont déterminantes sur la composition de la flore intestinale pour la vie entière. C'est la théorie des 1 000 jours, composés des neuf mois de vie in utero et des deux premières années de vie postnatale. L'ensemencement bactérien de l'enfant commence dès la vie intra-utérine et il est très fortement structuré par la voie de la naissance. Les enfants nés par voie basse et allaités au lait maternel pendant six mois ont une flore intestinale beaucoup plus diversifiée et stable que les enfants nés par césarienne, avec ou sans allaitement maternel. Les enfants n'ayant pas bénéficié de l'allaitement maternel ont plus de chances de développer du surpoids, des allergies et du diabète, en raison d'une composition moins équilibrée du microbiote.

Le rôle de l'environnement

Les perturbateurs endocriniens

Deux facteurs d'obésité issus de la modernité sont aujourd'hui identifiés. D'abord l'accumulation dans l'environnement cellulaire de perturbateurs endocriniens dits « obésogènes ». Les polluants de l'alimentation industrielle, des colorants, pesticides, plastiques, cosmétiques, produits d'entretien, métaux lourds, fumées... se retrouvent accumulés dans les tissus adipeux et multiplient par 38 le risque de diabète et de surpoids. Les enzymes dont nous disposons pour digérer ne sont pas du tout adaptées à la malbouffe moderne, chimique et complexe. Elles sont issues d'un long processus d'évolution sur des millions d'années, temps très long comparativement à l'évolution très récente de l'alimentation moderne. Notre corps ne sait pas quoi faire de toutes ces molécules non identifiées et, faute de pouvoir les éliminer, les stocke dans le tissu adipeux. De plus, pour sa survie le corps a développé une capacité à stocker de la graisse sous la peau ; il fallait être capable de passer l'hiver sans avoir beaucoup d'apports de nourriture. Cette faculté apprise sur des millions d'années grâce à l'évolution explique le mécanisme archaïque de stockage de l'énergie et la difficulté qu'il peut y avoir à perdre du poids accumulé.

La monoculture

Le lien est aujourd'hui fait entre l'appauvrissement de la diversité de nos cultures et la montée du surpoids grâce au travail de Pierre Weill[8]. Nous sommes aujourd'hui dans une ère de monoculture agricole, où les cultures qui augmentent la réaction insulinique, le stockage adipeux et l'inflammation sont favorisées. 91 % des surfaces cultivables en France le sont pour seulement sept plantes, riches en amidons, sucres et oméga 6 : betterave sucrière, blé, orge, tournesol, colza, maïs et pomme de

8. Pierre Weill, *Tous gros demain ? 40 ans de mensonges, 10 kilos de surpoids*, Plon, 2007.

terre. Or, nous savons que l'excès d'oméga 6 est pro-inflammatoire et que les sucres en excès dérèglent l'insuline, ce qui nous conduit à fabriquer du tissu adipeux et à prendre du poids. Il faut absolument revenir à une meilleure biodiversité agricole et favoriser les cultures riches en oméga 3 : luzerne, lin, lupin, tétragone, pourpier. De plus, ces plantes riches en oméga 3 doivent également nourrir les animaux destinés à notre alimentation. Si l'on met souvent en avant les sources d'oméga 3 que sont, par exemple, les sardines ou les maquereaux on oublie de préciser que seules les plantes sont capables de synthétiser les oméga 3 ! Ceux qui sont retrouvés dans les poissons sont issus des algues… Il est donc urgent de repenser notre mode de culture et d'élevage dans un sens qui ne favorise ni l'inflammation ni la maladie.

En pratique

Signes cliniques du surpoids

* Tour de taille supérieur à 80 cm pour une femme et 93 cm pour un homme.
* IMC supérieur à 25.
* Indice de masse grasse supérieur à 30 %.

Causes possibles

* Prise alimentaire excessive par rapport aux besoins réels.
* Sédentarité excessive.
* Alimentation trop riche en sucres, amidons et glucides.
* Dysbiose intestinale.
* Porosité intestinale.
* Mauvaise vidange gastrique et fermentation au méthylacétate.
* Alimentation trop riche en acides gras trans (voir p. 105), oméga 6.
* Carence en oméga 3.
* Intoxication aux métaux lourds.
* Exposition excessive aux perturbateurs endocriniens : utilisation du micro-ondes, utilisation de produits non biologiques en alimentaire et cosmétique (pesticides, parabens, bisphénol…), OGM.
* Traitements fréquents aux antibiotiques, corticoïdes et anti-inflammatoires non stéroïdiens (AINS).
* Constitution lymphatique, sanguine, Kapha.
* Prise de pilule contraceptive, traitement hormonal de synthèse.
* Transition hormonale : ménopause, andropause.

Clés naturopathiques

Alimentation

* Réduire drastiquement les aliments riches en amidons et sucres raffinés : produits céréaliers, biscuits, gâteaux, pain, pâtes blanches, sucre blanc, bonbons, chocolats industriels, sodas…

→

* Éliminer les aliments pro-inflammatoires : viandes rouges, charcuteries, abats, produits contenant de l'huile de palme, de tournesol, des huiles raffinées issues de l'arachide, du soja, du maïs.
* Supprimer les laitages animaux, ils font monter l'insuline et déséquilibrent la flore : yaourt, fromage, crème, beurre, sauf le beurre clarifié.
* Éliminer les aliments faux amis : galettes de riz soufflé, lait de riz, maïzena, laitages animaux sucrés à 0 %, banane, fruits acides, cacahuètes, jus de fruits.
* Favoriser les aliments anti-inflammatoires riches en oméga 3 : pourpier, graines de lin, graines de chia, algues, noix de Grenoble, tétragone, alfalfa, protéines de chanvre, huile de lin, colza, cameline, germe de blé.
* Favoriser les légumes, plutôt cuits au départ à la vapeur et à l'eau, les légumineuses, les protéines animales biologiques ou de la filière Bleu-Blanc-Cœur : viande blanche, poisson blanc, poissons bleus, œufs cuits à la coque.
* Boire des jus de légumes et des jus d'herbes riches en chlorophylle pour nettoyer le microbiote, du jus d'herbe d'orge par exemple.
* Estimer ses besoins réels en apports alimentaires par rapport au métabolisme basal, à l'âge, au mode de vie et à l'activité physique. Répartir les apports alimentaires sur la journée en trois repas et deux collations, et réduire d'environ 300 Kcal l'apport journalier. À travailler avec votre naturopathe.
* Dissocier les glucides et les protéines au cours d'un même repas. À travailler avec votre naturopathe.
* Envisager des monodiètes alimentaires aux jus de légumes, voire un jeûne de quelques jours (voir Fiche 19 p. 186). À discuter avec votre naturopathe.

Exercice physique

* Il peut être difficile de reprendre une activité physique au démarrage d'un protocole de perte de poids, car on se sent fatigué. Cette fatigue est parfaitement normale, car on stimule le catabolisme du corps, c'est-à-dire sa capacité à casser des molécules pour fabriquer de l'énergie. C'est un processus fatigant, mais dans un premier temps seulement. On récupère ensuite beaucoup de vitalité lorsque le processus est lancé, et les personnes décrivent très souvent des sensations de bien-être et de légèreté qu'elles n'avaient plus connues depuis longtemps. L'idéal est de se remettre dès le départ dans une activité d'intensité modérée, comme la marche nordique, à raison de 45 minutes par jour.
* En yoga, **la posture de la pince avant**, ***Paschimottanasana***, favorise la perte de l'excès de graisse abdominale.

S'asseoir sur le sol, les jambes tendues allongées devant soi. Inspirer et étirer les bras à la verticale au-dessus de la tête. Expirer, pencher le buste vers l'avant pour rapprocher l'abdomen des cuisses en gardant le dos droit, puis, en fin d'expir, relâcher les bras, la nuque et la tête.

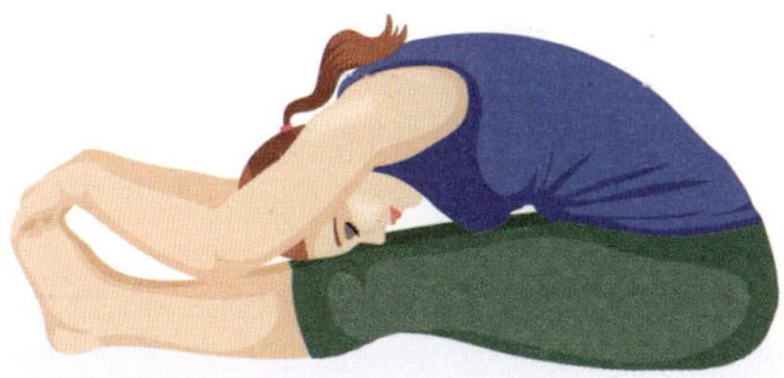

Inspirer, relever les bras à la verticale au-dessus de soi, et expirer, redescendre vers les jambes. Rester dans la posture quelques minutes en respirant profondément.

Respiration

La pratique de l'exercice de *pranayama Kapalabhati* permet d'augmenter le métabolisme basal et de stimuler les muscles abdominaux (voir Fiche 7 p. 170).

→

S'asseoir dans une posture confortable et redresser le dos. Expirer par le nez et avec force, en contractant les muscles abdominaux. Cela fait rentrer le ventre. Inspirer de façon passive par le nez en relâchant le ventre, et expirer à nouveau avec force par le nez en contractant les abdominaux.
Continuer sur ce rythme de « pompe » entre 30 et 50 fois. Faire quelques instants de pause en respirant normalement, puis recommencer sur un nouveau cycle de 30 à 50 répétitions. On appelle aussi cet exercice la respiration du feu, car c'est une pratique qui stimule fortement la circulation du prana dans le corps.

Gestion psycho-émotionnelle

Derrière une prise de poids se cache souvent une hypersensibilité qui cherche à se protéger. Nous mettons une *barrière* pondérale avec le monde extérieur. Il faut aller regarder ce qui nous pousse à nous cacher, ce qui nous manque au quotidien, pourquoi notre vie ne nous nourrit pas suffisamment pour avoir besoin de nous nourrir en excès ?

Phytothérapie

* Certaines plantes augmentent le métabolisme basal : le thé vert, le café vert, le guarana, la capsaïcine du piment. On agit ici pour augmenter les dépenses énergétiques.
* D'autres viennent jouer sur la satiété : *Garcinia cambogia*, konjac *(Amorphophallus konjac)*, figuier de Barbarie *(Opuntia ficus-indica)*, fucus vésiculeux *(Fucus vesiculosus)*… dans une recherche de diminution de l'appétit et des envies de grignotage.
* Les substances actives de la renouée du Japon *(Polygonum cuspidatum)* et du romarin *(Rosmarinus officinalis)* miment la restriction calorique sur la signalisation cellulaire. Outre leurs propriétés anti-inflammatoires remarquables, le resvératrol et l'acide rosmarinique viennent donc en grand secours pour travailler sur le surpoids.
* Il est aussi possible de travailler sur les mécanismes de drainage : piloselle *(Hieracium pilosella)* et orthosiphon *(Orthosiphon stamineus)* pour les reins, radis noir *(Raphanus sativus* var. *Niger)* et artichaut pour le foie *(Cynara cardunculus* var. *Scolymus)*, marrube blanc *(Marrubium vulgare)* pour les poumons, aloe vera et rhubarbe *(Rheum)* pour l'intestin. Cela permet d'activer la sortie des toxines libérées par le processus catabolique.
* Il existe également des protocoles de nettoyage des métaux lourds grâce à la porphyrine des algues, la chlorophylle, la chlorelle, la coriandre *(Coriandrum sativum)*, les pectines modifiées de citron. Mais ce sont des protocoles qui ne s'improvisent pas et nécessitent un accompagnement obligatoire par un naturopathe ou un médecin !

Hydrologie

Le bain dérivatif relance la circulation dans le ventre et le petit bassin, ce qui dynamise la glande surrénale et favorise l'élimination des toxines. Cela vient donc donner un bon coup de pouce dans un accompagnement pour perdre du poids.

Technique réflexe

En auriculothérapie, il y a des protocoles pour aider à la perte de poids, notamment sur la stimulation des points pancréas et système nerveux. Il est aussi possible de stimuler les points endocriniens hypothalamus, hypophyse et thyroïde afin d'augmenter le métabolisme.

Technique énergétique

L'acupuncture est très efficace pour aider à perdre du poids. Le travail sur tout le méridien rate permet de régulariser la digestion du bol alimentaire et d'évacuer l'excès d'humidité, la responsable du surpoids en médecine chinoise.

L'HYPERTENSION ARTÉRIELLE (HTA)

Le « tueur silencieux »

Encore aujourd'hui, 28 % des décès en France chaque année sont dus aux maladies cardiovasculaires. Cela représente un tiers du total des décès chez les femmes et un quart chez les hommes. Or, l'hypertension artérielle est un facteur de risque majeur de pathologie cardiovasculaire. C'est une affection très souvent insidieuse, sorte de pathologie « à bas bruit », que l'on appelle parfois le « tueur silencieux ». On estime que seulement la moitié des patients atteints d'hypertension sont diagnostiqués correctement, l'autre moitié ignorant qu'elle en est atteinte. Chez les seniors de plus de 85 ans, 90 % souffrent d'hypertension.

Le risque majeur de l'HTA est bien sûr l'AVC, l'accident vasculaire cérébral, et toutes les séquelles psychomotrices qui peuvent en découler. L'HTA fait également souffrir tous les organes du corps, notamment le rein et les yeux (glaucome, hyperpression intraoculaire). Chez les hommes hypertendus, on constate souvent des problèmes d'impuissance érectile.

La tension se mesure par deux chiffres en mmHg, l'un correspondant à la pression systolique (contraction du cœur, mesure *a maxima*), l'autre à la pression diastolique (relâchement du cœur, mesure *a minima*). Deux chiffres sont alors obtenus, dont le rapport idéal est (systole/2) + 10 = diastole. Par exemple, si vous êtes à 120 de systole, votre diastole doit se situer autour de 70. On considère qu'il y a hypertension légère à partir de 140/90 et hypertension sévère à 160/90 et au-delà. Les traitements allopathiques classiques sont des diurétiques pour diminuer le volume sanguin, des bêtabloquants pour ralentir le cœur et des inhibiteurs agissant sur l'angiotensine, l'hormone responsable de la régulation de la pression artérielle. Les chiffres actuels montrent qu'avec les traitements, seulement la moitié des patients ont une tension contrôlée, c'est-à-dire avec des résultats inférieurs à 140/90 sur le long terme. Il y a donc toute la place pour d'autres façons d'aborder le problème, en s'attachant notamment à corriger l'hygiène de vie.

Les causes de l'hypertension

Elles sont très variables, bien que le **vieillissement** soit une cause majeure. Avec l'âge, les parois artérielles perdent de leur souplesse, ce qui augmente la résistance périphérique et donc la pression. Une **hygiène de vie inadaptée** est le plus souvent la cause première : alimentation trop riche en gras, sel et sucres, sédentarité excessive, tabagisme, alcool. Ces facteurs entraînent l'épaississement du sang et altèrent la qualité des parois artérielles qui ont alors tendance à se rigidifier. Cette rigidification augmente le risque d'accumulation de résidus graisseux et calciques (les plaques d'athérome) dans les artères principales, ce qui peut favoriser un AVC, un infarctus, une artériopathie des membres inférieurs (douleurs à la marche, œdème) ou encore

Les risques de l'hypertension artérielle

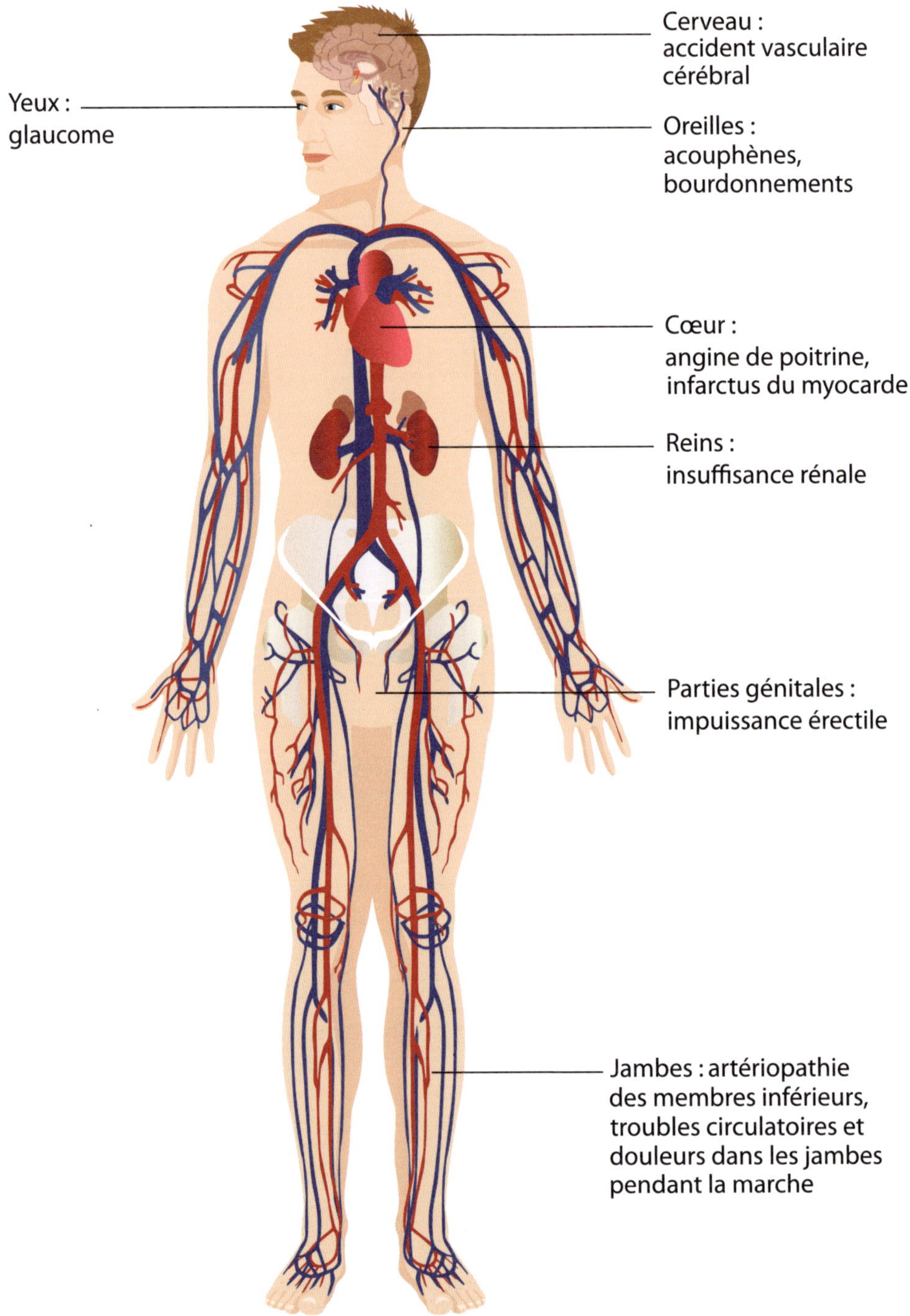

une insuffisance rénale majeure. Le **stress** est une autre cause importante. Qui dit hypertension dit tension excessive à l'intérieur. Il est donc indispensable pour la personne hypertendue d'apprendre à se détendre. Il existe enfin des hypertensions dites « essentielles », issues de l'hérédité ou dont la cause exacte est inconnue.

Le diagnostic de l'hypertension doit être fait par un médecin, après mesure de la tension sur 24 heures grâce à un appareil MAPA ou Holter tensionnel gardé à domicile, et qui mesure la tension toutes les 15 à 30 minutes.

L'accompagnement naturopathique doit impérativement se faire en complémentarité d'une prise en charge allopathique et ne peut en aucun cas s'y substituer, surtout si la tension est au-delà de 15/9 et non équilibrée.

En pratique

Signes cliniques d'hypertension artérielle

* Migraines et céphalées.
* Vertiges.
* Palpitations, sensation de battement dans les tempes.
* Mouches devant les yeux (phosphènes).
* Bourdonnements d'oreille, acouphènes.
* Saignements de nez chroniques.
* Fausses envies fréquentes d'uriner.
* Impuissance érectile.
* Essoufflement, même sans gros effort physique.
* Crampes dans les jambes, œdème des chevilles, fourmillements dans les mains et pieds.

Causes possibles

* Tabagisme.
* Alimentation trop salée, trop grasse, trop sucrée.
* Alcool.
* Consommation excessive d'excitants : café, thé, piment.
* Stress excessif.
* Sédentarité.
* Carences en minéraux, notamment en silicium, magnésium et potassium.
* Constitution Vata, sanguine.
* Dysfonctionnement endocrinien : hyperthyroïdie, hyperparathyroïdie, hypercorticisme.
* Hérédité.

Clés naturopathiques

Alimentation

* Supprimer le sel et le remplacer par du gomazio ou du sel de Nigari (chlorure de magnésium).
* Supprimer les aliments trop salés : fromage, charcuterie, plats déjà préparés.

→

* Supprimer les plats en sauce, les pâtisseries, les viandes grasses comme l'agneau, le bœuf, le mouton, le porc.
* Réduire drastiquement le café, le thé, sauf le thé vert, et tous les excitants de type boissons énergisantes, le sucre blanc, le piment.
* Supprimer les aliments irritants des parois vasculaires : piment, poivre, moutarde, café, alcool.
* Réduire l'alcool de façon générale. Supprimer les alcools forts et s'autoriser du vin rouge, un verre par jour au repas du soir.
* Faire une monodiète un jour par semaine avec uniquement des légumes en jus, cuits à l'eau ou à la vapeur (voir Fiche 19 p. 186).
* Éviter de consommer de l'anis et de la réglisse, car ils augmentent la tension.
* Consommer de l'ail au quotidien, car il fait baisser la tension.
* Augmenter les aliments riches en oméga 3 : noix, huile de lin, huile de colza, algues, pourpier, tétragone, alfalfa, sardine, maquereau.
* Favoriser les légumes frais, les légumineuses et les fruits frais.
* Adopter les céréales légères, biologiques et complètes : riz complet, quinoa, sarrasin, millet.

Exercice physique

Il est indispensable pour les personnes hypertendues de retrouver une activité physique modérée régulière. La marche nordique, la gymnastique douce, le Pilates et le yoga sont particulièrement adaptés.

En yoga, **la posture inversée *Viparita karani*** est particulièrement recommandée pour soulager le retour veineux et le travail du cœur.

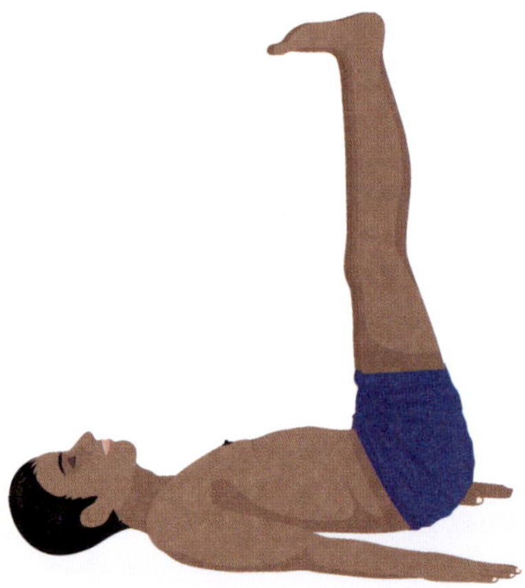

S'allonger sur le dos, en plaçant les mains à plat de chaque côté du bassin et joindre les pieds. Sur l'inspir, fléchir les orteils et lever les jambes à la verticale en les gardant tendues si possible. Expirer et redescendre les jambes, avec lenteur et en expirant profondément.
Continuer ce mouvement de montée-descente en gardant le même rythme respiratoire, tout en veillant à respirer lentement et profondément.
Si l'exercice est un peu trop intense, vous pouvez aussi fléchir légèrement les jambes.
Rester ensuite avec les jambes à la verticale pendant plusieurs cycles respiratoires, avant de redescendre. Se reposer ensuite en savasana plusieurs minutes.
Vous pouvez aussi pratiquer cette posture avec les jambes appuyées contre un mur.

Respiration

La respiration dite « de cohérence cardiaque » (voir Fiche 18 p. 185) est une méthode qui a été mise en avant par le Dr David Servan-Schreiber. Elle vise à établir un équilibre harmonieux entre le corps et le mental, grâce à la pratique de la respiration sur un rythme qui ralentit les battements du cœur. Cette méthode est donc particulièrement indiquée pour les personnes souffrant d'hypertension, qui va souvent de pair avec une difficulté cardiaque. Inspirer, de préférence en respiration ventrale sur cinq ou six temps, et expirer sur cinq ou six temps. À pratiquer pendant 5 à 10 minutes, assis ou allongé dans une posture confortable.

→

Gestion psycho-émotionnelle

* Toutes les techniques permettant la relaxation vont être d'un grand secours chez les personnes hypertendues : sophrologie, méditation de pleine conscience, relaxation coréenne... Tout ce qui peut relaxer, détendre et faire passer en parasympathique va venir soulager le cœur et faire descendre la pression artérielle.
* Côté symbolique, le cœur est relié à la joie. Il est important de s'interroger sur nos sources de joie au quotidien. Sont-elles enfouies sous les montagnes de soucis ? Identifiez ce qui vous rend heureux, quels sont les rêves de votre vie qu'il vous reste à réaliser ? Voyez s'il y a une grande différence entre ce que vous aimez et ce que vous vivez au quotidien. Cette différence peut engendrer de la souffrance, même inconsciente, et cette souffrance génère de la tension. Envisagez concrètement comment réduire cet écart, pour vivre en cohérence avec qui vous êtes. Le bonheur se cultive au quotidien, c'est une décision, un art de vivre. Voltaire ne disait-il pas « J'ai décidé d'être heureux, car c'est bon pour la santé » ?

Hydrologie

L'alternance du chaud et du froid vient stimuler la vasomotricité des tuniques vasculaires. Ainsi, la douche écossaise est particulièrement indiquée en cas d'hypertension. Vous pouvez la pratiquer chez vous, en finissant systématiquement la douche par de l'eau froide sur les jambes, en remontant du bas vers le haut.

Phytothérapie

* La grande plante de régulation du cœur est l'aubépine *(Crataegus oxyacantha)*. On dit qu'elle possède les trois R : ralentit, renforce, régularise.
* Les plantes classiques qui font baisser la tension sont l'ail *(Allium sativum)*, le gui *(Viscum album)* et l'olivier *(Olea europaea)*.
* Afin de redonner de la souplesse et de l'élasticité aux tuniques vasculaires, rien de tel que la silice contenue dans l'ortie *(Urtica dioica)* et la prêle *(Equisetum arvense)*, combinée au peuplier noir *(Populus nigra)* généralement disponible en gemmothérapie.

LE BILAN LIPIDIQUE

Dans les différents critères qui composent le syndrome métabolique, deux éléments lipidiques comptent : le taux de triglycérides sanguin et le rapport du cholestérol HDL-LDL.

Les triglycérides

Les triglycérides circulant dans le sang reflètent la teneur en lipides de votre alimentation. Un aliment gras est reconnaissable à son goût et sa texture. Mais pas l'acide gras dont il s'agit. Car tous les acides gras ne sont pas les mêmes, il en existe plusieurs d'utilités très variables. Pour une même teneur en lipides, deux aliments peuvent avoir un effet métabolique très différent, selon la nature des acides gras qui composent les triglycérides.

Les acides gras saturés

Ils ne permettent pas d'échanges avec d'autres composés moléculaires, car ils sont saturés dans leur forme chimique. Ils sont présents principalement dans les produits d'origine animale (beurre, viande, fromage), ainsi que dans certains produits d'origine végétale comme l'huile de coco et l'huile de palme. Un apport modéré en acides gras saturés est nécessaire pour la bonne synthèse hormonale et le bon fonctionnement des cellules. Donc attention aux régimes trop restrictifs où ils font souvent défaut, car ces acides sont utiles !

Les acides gras mono-insaturés

Ils permettent un seul échange sur leur surface moléculaire : ce sont les oméga 9. Le principal composant de cette famille est l'acide oléique, présent surtout dans l'olive et l'huile d'olive.

Les acides gras polyinsaturés

Ils permettent au moins deux échanges sur leur structure moléculaire et sont donc plus « aptes à communiquer » avec leur environnement et les autres composés chimiques : ce sont les oméga 6 et les oméga 3. Bien qu'appartenant tous à la famille des polyinsaturés, ils ne sont toutefois pas équivalents : le déséquilibre entre leurs apports respectifs peut engendrer de nombreux problèmes d'inflammation, de surpoids, de résistance à l'insuline, de stéatose hépatique, de rigidification artérielle... Un bon équilibre se situe autour de : un apport d'oméga 3 pour cinq apports d'oméga 6. Le problème est que l'alimentation moderne favorise excessivement les sources d'oméga 6 au détriment des oméga 3 ; la moyenne actuelle est autour de un oméga 3 pour 20 oméga 6. Il est indispensable de redonner la primeur aux oméga 3 dans l'assiette quotidienne et de limiter les sources d'oméga 6 pro-inflammatoires.

Sources alimentaires d'oméga 6 : viande, œufs, laitages animaux, soja, maïs, oléagineux, graines, huile de tournesol.

Sources alimentaires d'oméga 3 : algues, pourpier, tétragone, lin, huile de colza, alfalfa, sardine, hareng, maquereau, foie de morue.

Les acides gras essentiels

Ce sont ceux que le corps ne peut pas fabriquer tout seul et qui sont essentiels au bon fonctionnement des cellules. Sans eux, le métabolisme cellulaire n'est pas optimal, on génère de l'inflammation et les cellules ne communiquent pas bien entre elles. Ils doivent absolument être apportés par l'alimentation. On retrouve dans cette catégorie un oméga 3, l'acide alpha-linolénique, précurseur de l'EPA **(acide eicosapentaénoïque)** et du DHA (acide docosahexaénoïque) ; et un oméga 6, l'acide linoléique. Ces deux molécules sont les précurseurs, c'est-à-dire l'ingrédient de base, de toute une chaîne d'autres acides gras très importants pour la santé.

Principales sources alimentaires d'acide alpha-linolénique : graines de lin, huile de lin, noix, huile de colza, algues marines, luzerne (alfalfa), pourpier, sardine, le foie de morue.

Principales sources alimentaires d'acide linoléique : volaille, soja, huile de carthame, œuf.

Un autre acide gras essentiel de la famille oméga 6, l'acide gamma-linolénique, est présent en forte quantité dans l'huile de bourrache et l'huile d'onagre.

Les acides gras trans et pro-inflammatoires

Les acides gras trans sont des graisses dont la consommation favorise le risque de développer une pathologie cardiovasculaire. Ils peuvent être d'origine animale ou technologique. C'est cette dernière qui pose le plus de problèmes pour la santé. Des procédés comme l'hydrogénation de l'huile, le chauffage, la cuisson, la panification, la conservation ou encore l'adjonction de stabilisateurs conduisent tous à rendre la teneur en acides gras trans bien trop élevée pour que le « produit fini » soit sain. À ce stade, cela se rapproche plus du poison, même si les goûts artificiels peuvent avoir un attrait. Les colorants et exhausteurs de saveurs sont d'ailleurs ainsi conçus, pour rendre l'aliment attractif sur le plan sensoriel et addictif sur le plan neuronal. Il convient donc de les éviter, surtout en situation de syndrome métabolique avec des risques de pathologie cardiovasculaire.

Les principales sources d'acides gras pro-inflammatoires à éviter en cas de syndrome métabolique sont : l'huile d'arachide et les cacahuètes, tous les produits à base d'huile de palme, l'huile de tournesol, l'huile de soja, tous les produits à base de maïs comme l'huile, le sirop de maïs industriel, l'amidon de maïs modifié ; tous les produits avec de l'huile hydrogénée, tous les aliments industriels avec des acides gras trans : produits de panification type pizza et panini, barres chocolatées, margarines, plats cuisinés, quiches, viennoiseries pré-poussées, confiseries industrielles, céréales pour petit déjeuner industrielles, laitages animaux de grande distribution, tout ce qui contient des colorants commençant par E.

Le cholestérol, HDL et LDL

Une molécule indispensable

Pendant de nombreuses années, le cholestérol a eu très mauvaise presse auprès du grand public, car il fut mis en avant par la recherche comme le principal responsable de la formation des plaques d'athérome. Ces accumulations graisseuses et calciques forment des bouchons dans les artères, ce qui cause les accidents comme les infarctus ou les AVC ischémiques. Il a alors été recommandé de supprimer les œufs de l'alimentation, le jaune étant riche en cholestérol, et des statines pharmaceutiques ont été prescrites pour réduire les taux de cholestérol. Mais les avancées de la recherche et la mise en avant des travaux d'opinions divergentes, comme le montre le travail remarquable du Dr de Lorgeril[9], permettent aujourd'hui d'y voir plus clair sur le rôle important du cholestérol dans la santé, sur les dangers de l'abus de statines et sur la nécessité d'un accompagnement global sur l'équilibre lipidique.

Le cholestérol est une molécule indispensable à la vie en bonne santé. Cette molécule est nécessaire à la fabrication des hormones sexuelles, à la synthèse des

9. Voir bibliographie.

hormones du stress (stéroïdes) ou encore de la vitamine D3. Le cholestérol peut être apporté par l'alimentation à hauteur d'un tiers, le foie fabriquant les deux autres tiers. Donc, même avec un régime drastique, les deux tiers de notre cholestérol continuent d'être fabriqués. De plus, en consommant des aliments riches en cholestérol, le foie aura tendance à réguler à la baisse sa propre production. Il est donc inutile de chercher à réduire excessivement ses sources de cholestérol alimentaire. Le haro généralisé sur les œufs est ainsi totalement hors de propos.

Les personnes ayant une tendance à l'hypercholestérolémie héréditaire ont un déficit enzymatique dans le foie, ce qui entraîne une surproduction de cholestérol. Il faut alors travailler sur le foie et, dans certains cas, utiliser des plantes pour faire baisser la production interne.

Le rapport entre HDL et LDL

Pour assurer les allers-retours entre le foie et les organes, le cholestérol a besoin de « taxis[10] », rôle qu'assument les lipoprotéines LDL et HDL. Le LDL (lLow-density lipoprotein) emmène le cholestérol du foie vers les organes. Le HDL (high-density lipoprotein) ramène le cholestérol des cellules vers le foie. Il n'y a pas de bon et mauvais cholestérol, il y a seulement des « taxis » qui transportent le cholestérol dans un sens ou dans un autre.

Ce que l'on note dans un bilan, c'est donc la quantité des « taxis » circulants, et le rapport entre ceux qui font l'aller et ceux qui font le retour. Ce qui est important, c'est d'avoir suffisamment de taxis retour (HDL) pour que le cholestérol ne stagne pas dans le sang en excès et risque de faire des dépôts. C'est pour cette raison que le rapport HDL-LDL sert à évaluer s'il y a un risque cardiovasculaire ou non. Le rapport idéal doit se situer en dessous de quatre. Ainsi, même si le cholestérol total dépasse la norme, soit entre 2 g/litre et 2,2 g/litre selon les laboratoires, avec un bon rapport HDL-LDL, tout va bien.

Cela montre encore une fois la nécessité de regarder les paramètres lipidiques dans leur ensemble. Prendre un traitement de statines pour faire baisser le cholestérol total sans s'attarder sur le reste peut être dangereux, car le cholestérol, rappelons-le, est indispensable.

L'homocystéine

Peu connue du grand public, cette donnée biologique est pourtant un indicateur fondamental de l'augmentation du risque de pathologie cardiovasculaire. Certains chercheurs l'appellent même « le nouveau cholestérol », même si ce dernier a été faussement accusé comme nous l'avons vu ! L'homocystéine est un acide aminé présent de façon tout à fait normale, car il résulte du catabolisme de la méthionine. Autrement dit, c'est un sous-produit de la décomposition d'une protéine. Grâce aux vitamines B6, B9 et surtout B12, elle est recyclée et transformée en d'autres produits favorables au métabolisme comme le SAMe.

10. Christian Brun, *Le Grand Livre de la naturopathie*, Eyrolles, 2011.

L'augmentation du taux d'homocystéine dans le sang indique tout d'abord une hypométhylation hépatique. Il s'agit d'une mauvaise détoxification du foie, phénomène très courant. L'homocystéine élevée montre une carence alimentaire en vitamines du groupe B, due à trop d'aliments raffinés et insuffisamment de fruits et légumes frais. Cela peut être aussi une carence en vitamine B12, à cause d'un mauvais fonctionnement gastrique, de l'âge, de la consommation de café et d'alcool ou d'une alimentation végétalienne. Au-delà de 18 ctmo/litre, l'homocystéine cause un épaississement du sang, agresse les parois vasculaires et favorise l'hyperproduction de LDL. L'augmentation du taux d'homocystéine est corrélée à l'hypertension, aux AVC, aux infarctus et même à la maladie d'Alzheimer. Ainsi, la surveillance de l'homocystéine est indispensable pour détecter tous les facteurs de risque cardiovasculaire, par simple analyse biologique. De plus, de simples changements alimentaires, un travail sur le foie et parfois une supplémentation en vitamine B12, suffisent à la normaliser.

Le régime crétois

Ce mode alimentaire, appelé également régime méditerranéen, est particulièrement favorable à la bonne santé cardiovasculaire. Cette alimentation est fondée sur plusieurs principes :

- Exclusion de tous les produits transformés et industriels : plats préparés, produits de panification, barres chocolatées, sauces toutes faites, viennoiseries, pâtisseries, confiseries.
- Exclusion de tous les produits céréaliers raffinés : pain blanc, pâtes non complètes, céréales, biscuits, gâteaux.
- Exclusion de presque tous les laitages animaux : yaourts, glaces, crème fraîche, crèmes desserts, fromage, beurre, sauf le beurre clarifié, et plus aucune viande grasse ni charcuterie : bœuf, porc, agneau. On peut s'autoriser un peu de fromage frais ponctuellement comme du chèvre ou de la feta.
- Consommation abondante de fruits et légumes frais de saison produits localement, viande blanche, poissons gras et poissons blancs, légumineuses et légumes-féculents comme les pommes de terre, les courges, les panais, les patates douces ; les graines et oléagineux, du pourpier : salade riche en oméga 3 ; et surtout de l'huile d'olive crue vierge, première pression à froid à raison de presque 2 litres par personne par semaine.

Adopter le régime crétois constitue une très bonne prévention cardiovasculaire, tout en restant dans une ouverture alimentaire socialement compatible et non frustrante.

En pratique

Signes cliniques d'un déséquilibre lipidique

* Taux de triglycérides sanguins supérieur à 1,5 g/litre.
* Rapport HDL/LDL supérieur à 4.
* IMC supérieur à 25 % pour les hommes et 30 % pour les femmes. Il s'agit d'un surpoids important mais pas encore de l'obésité.
* Homocystéinémie supérieure à 18 µmol/litre.
* Stéatose hépatique (foie gras).
* Diabète ou prédiabète de type 2 (métabolique).
* Graisse abdominale importante.
* Essoufflement même sans effort.
* Couperose aux joues.
* Cercle bleuté autour de l'iris.
* Œdème des chevilles, des jambes.
* Varices, ulcère variqueux.
* Douleurs à la marche.

Causes possibles

* Alimentation déséquilibrée.
* Sédentarité excessive.
* Tabagisme.
* Prise de pilule contraceptive.
* Hérédité familiale.
* Andropause.
* Ménopause.

Clés naturopathiques

Alimentation

* Adopter le régime méditerranéen ou régime crétois (voir p. 109).
* Favoriser les sources d'oméga 3 (voir p. 106).
* Réduire les sources d'oméga 6 et d'acides gras saturés (voir p. 107).
* Supprimer totalement les acides gras trans, tous les produits industriels et transformés.
* Consommer les œufs avec le jaune peu ou pas cuit (à la coque, par exemple).
* Favoriser les légumes frais et notamment les légumes à feuilles vertes pour leur richesse en folates (B9).
* Favoriser les bonnes sources de vitamine E : huile de colza, huile de germe de blé, à raison de 2 à 3 cuillerées à soupe par jour.

Exercice physique

* Si vous avez un terrain cardiaque, il est indispensable de demander l'accord de votre médecin pour pratiquer une activité sportive. Il vous fera passer un test d'effort pour s'assurer de la non-dangerosité de l'activité choisie. Prenez le temps de faire ce contrôle avant de vous lancer.
* Une activité physique d'intensité modérée est à privilégier, mais sur des durées de 45 minutes minimum. C'est à partir de 45 minutes d'effort que la production d'énergie se fait à partir des graisses stockées, donc s'exercer sur de courtes durées n'aura pas l'effet lipolysant brûleur de graisses souhaité. Un bon exercice est la marche nordique en plein air. Le rameur est aussi une bonne solution en intérieur.

→

* En yoga, l'idéal est de pratiquer la salutation au soleil *Surya namaskar*. Cet enchaînement dynamique de postures permet d'augmenter les battements du cœur tout en travaillant sur la respiration profonde et la souplesse du corps. C'est un compromis parfait entre cardio et étirement.

Vous trouverez en fin d'ouvrage une fiche détaillée sur les différentes postures de la salutation au soleil afin de la pratiquer chez vous (voir Fiche 6 p. 169).

Hydrologie

La douche écossaise est particulièrement recommandée pour stimuler la circulation et tonifier les tuniques vasculaires grâce à l'alternance chaud-froid. Il faut progressivement augmenter la différence d'amplitude entre les températures et le temps d'exposition pour qu'il y ait de réels bénéfices.

Phytothérapie

* La levure de riz rouge a été beaucoup mise en avant pour son effet *imitateur de statine*. Elle comporte les mêmes inconvénients que les statines de synthèse, donc il faut être prudent avec son utilisation, notamment si elle n'est pas associée à du coenzyme Q10. L'association du Q10 permet en effet d'éviter des désagréments tels que les raideurs musculaires ou les douleurs articulaires, souvent associés à la prise de statines. Demandez toujours conseil à votre médecin ou naturopathe, car il existe de nombreuses contre-indications.
* Les grandes plantes pour la prévention cardiovasculaire sont : l'ail *(Allium sativum)*, qui est un fluidifiant sanguin et abaisse le cholestérol total, le gingembre *(Zingiber officinale)*, un fluidifiant et tonifiant, et le *Chrysantellum Americanum* pour nettoyer les plaques d'athérome.
* Pour stimuler la circulation veineuse, le sorbier *(Sorbus aucuparia)*, le marronnier d'Inde *(Aesculus hippocastanum)*, la vigne rouge *(Vitis vinifera)* et l'hamamélis *(Hamamelis virginiana)* sont conseillés.
  Enfin, le coléus de l'Inde *(Coleus forskohlii)* stimule la lipolyse et la diminution de la masse grasse.

LE DIABÈTE

Le diabète est décrit aujourd'hui comme une maladie chronique en pleine expansion. C'est bien peu de le dire, on assiste plutôt à un véritable fléau de civilisation, directement corrélé au mode de vie à l'occidentale : abondance alimentaire, excès de glucides, sédentarité excessive. Environ 442 millions de personnes sont touchées dans le monde, avec une augmentation de 400 % entre 1980 et 2014 ! C'est dire l'ampleur de ce phénomène. Surtout lorsque l'on sait que la mise en place de mesures hygiéno-diététiques simples suffit à une prévention efficace, voire à faire régresser la pathologie si elle est déjà installée !

De quoi s'agit-il ?

Le diabète est une maladie qui se manifeste par un taux de sucre trop élevé dans le sang. Plusieurs raisons peuvent en être à l'origine : soit une déficience génétique du pancréas qui ne fabrique pas ou pas assez d'insuline (on parle alors de **diabète de type 1**), soit un mauvais métabolisme du glucose et une résistance à l'insuline (on parle alors de **diabète de type 2**).

Le diabétique de type 1 est souvent diagnostiqué dès la naissance. La personne a besoin d'injections d'insuline tous les jours pour pouvoir vivre. Ce n'est pas ce type de diabète que nous pouvons prévenir, ni en allopathie ni en naturopathie. Les chiffres mondiaux en pleine expansion concernent plutôt le diabète métabolique de type 2.

Ce dernier souffre d'un retard de diagnostic important. Il se passe parfois dix ans entre les premiers symptômes et le diagnostic médical officiel démarrant les traitements. Pendant ce laps de temps, de nombreux dégâts évitables sont causés, aggravant ainsi des conséquences non négligeables : atteintes oculaires, rénales, vasculaires. Le traitement classique allopathique du diabète consiste en l'adoption de mesures diététiques, la reprise d'activité sportive de 2 h 30 par semaine ainsi que la prise d'un médicament faisant baisser le sucre comme la metformine. Ce traitement est relativement complet et efficace s'il est mis en place suffisamment tôt et bien suivi par le patient.

Le diagnostic est déterminé par deux mesures biologiques : la glycémie après 12 heures de jeûne qui doit être normalement inférieure à 1 g/litre et le taux d'hémoglobine glyquée. Cette dernière reflète la glycémie sur 120 jours, temps de vie d'un globule rouge. Donc, on ne peut pas tricher avec l'hémoglobine glyquée, même en se privant la semaine précédant l'analyse de sang ! Le diabète est dit « modéré » dès que l'hémoglobine glyquée dépasse 6 %, et « sévère » si elle dépasse 8 %.

Également appelé diabète sucré, le diabète métabolique de type 2 se construit sur plusieurs années. Tout commence par un dérèglement de la sécrétion d'insuline par le pancréas.

La consommation d'un aliment contenant du sucre fait augmenter le taux de glucose dans le sang. Selon le principe général de l'homéostasie (le corps recherche toujours la remise à niveau), le pancréas sécrète une hormone, l'insuline, pour ramener le taux de glucose au plus proche de sa norme d'équilibre (environ 1 g/litre). **L'action de l'insuline est donc de favoriser l'entrée du glucose dans les cellules, afin que celles-ci puissent fabriquer de l'énergie** (ATP, adénosine triphosphate). L'insuline agit un peu comme une clé qui ouvre la porte d'une cellule pour que le sucre puisse y entrer. Sans insuline, le glucose ne peut pas entrer et le sucre reste dans le sang. Les cellules ne peuvent alors pas fabriquer d'ATP, le carburant énergétique du corps, et tout le métabolisme est en panne. L'insuline est donc indispensable au fonctionnement normal du corps. Lorsqu'il y a trop de sucre dans le sang, ce dernier va chercher

Courbe du pic d'insuline

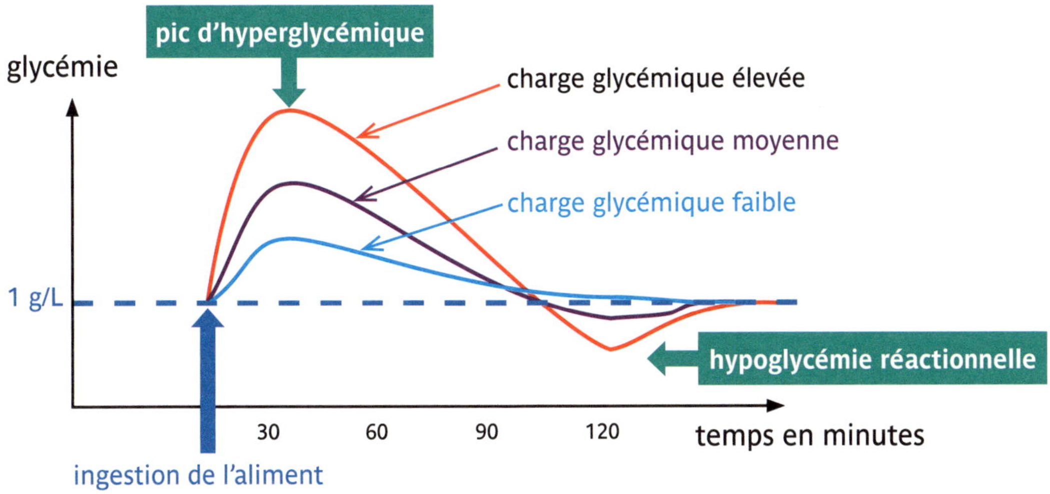

à l'éliminer par d'autres moyens : dans les urines, en le « diluant » dans le sang (provoquant une sensation de soif accrue), en le convertissant en graisses dans les adipocytes (cellules graisseuses).

L'insulino-résistance et l'inflammation

Une consommation excessive de glucides, de boissons sucrées, de sucres raffinés et industriels entraîne le pancréas à fabriquer énormément d'insuline. Cette stimulation répétée contribue à le fatiguer, et il produit de l'insuline de moins bonne qualité. Les portes cellulaires sont donc moins bien ouvertes par cette insuline moins adaptée, et ont tendance à moins laisser entrer les sucres qui vont donc rester dans le sang et faire grimper la glycémie. C'est ce que l'on nomme l'insulino-résistance. La fatigue pancréatique est toujours liée à la qualité des glucides ingérés : plus la consommation de sucres à index glycémique élevé est forte, plus le pancréas doit fabriquer d'insuline pour les métaboliser et plus on est susceptible de faire de l'insulino-résistance.

Autre donnée très importante à connaître : plus la sécrétion d'insuline est élevée, plus grande est la sensation de faim après. Lorsque l'insuline est envoyée, le taux de sucre chute, c'est son rôle. Mais si la glycémie descend trop, alors c'est l'hypoglycémie, qui engendre une sensation de faim, éventuellement des vertiges, une grande sensation de soif et un besoin important de manger du sucre.

Il ne s'agit d'ailleurs pas d'une vraie faim, produite lorsque les cellules ont besoin de nutriments, mais d'un déséquilibre métabolique de la gestion du glucose. Dans ce schéma, il y a une tendance à remanger toutes les 2 heures et à fabriquer de la graisse, notamment viscérale. Car, nous l'avons vu, sous l'action répétée de l'insuline, si le glucose n'est pas converti en énergie, il le sera en graisse dans les adipocytes. C'est pour cela que les personnes qui développent un diabète de type 2 sont généralement en surpoids. **Pour maigrir, il faut que l'insuline soit basse**.

Des études récentes ont montré que la formation excessive de tissu adipeux conduit à faire monter le niveau d'inflammation général dans le corps. En effet, les adipocytes sécrètent des cytokines pro-inflammatoires, sorte de messagers intercellulaires qui font grimper les taux d'autres molécules inflammatoires comme le TNF-alpha ou le NF-kappa B. Celles-ci favorisent toutes le phénomène de résistance à l'insuline et jouent donc un rôle majeur dans l'aggravation du diabète. Plus l'inflammation est importante, plus les portes des cellules se ferment et gardent le glucose dans le sang, entraînant l'installation du diabète. Il est donc indispensable de travailler sur la réduction de l'inflammation lors de toute prise en charge d'une personne diabétique, ainsi que sur la réduction de la masse grasse.

À retenir

Il faut comprendre que plus nous consommons des aliments à index glycémique élevé, plus l'insuline monte haut, plus elle fait descendre bas le glucose sanguin, et plus nous avons d'hypoglycémie réactionnelle (et donc plus on a faim). En résumé : plus on consomme de sucre, plus on a faim et plus on fatigue le pancréas.

La notion d'index glycémique

Pour bien comprendre les méfaits du yoyo insulinique, il faut s'attarder sur la notion d'index glycémique. Ce chiffre mesure l'impact de l'aliment ingéré sur la glycémie : plus il est élevé, plus il fait grimper le taux de glucose dans le sang et donc plus la réponse insulinique du pancréas sera forte. Celle-ci est mesurée par l'index insulinique d'un aliment. À la seule exception des laitages animaux où l'index insulinique est très élevé alors que le glycémique est bas, les index glycémiques et insuliniques des aliments correspondent entre eux. Vous trouverez en fin d'ouvrage une liste détaillée d'aliments sucrés à index glycémiques bas qu'il est possible de consommer même s'il on est diabétique (voir Fiche 4 p. 164).

Afin de réguler sa glycémie, c'est-à-dire avoir une énergie constante, et de ne pas fatiguer son pancréas, il est indispensable de consommer exclusivement des glucides à index bas ou modéré et de supprimer tous les aliments à index élevé. Il s'agit notamment de tous les aliments raffinés, car les fibres des aliments complets ralentissent l'absorption des sucres. C'est pour cela que le pain intégral procure une sensation de satiété beaucoup plus durable que la baguette blanche. Tout accompagnement naturopathique d'un diabète de type 2 passe obligatoirement par une remise à plat des glucides ingérés et par l'adoption des glucides à index glycémiques bas.

Le régime paléo-cétogène

Très mise en avant ces derniers temps, cette façon de s'alimenter a donné d'excellents résultats sur des personnes diabétiques, avec une régression importante de la maladie. Le principe est de supprimer de l'assiette toutes formes de glucides et de fonder l'alimentation sur des protéines et des graisses en quantité importante (voir Fiches 20 et 22 pp. 187 et 188). Le but est de stimuler une autre voie métabolique de production d'énergie, fondée non pas sur le sucre mais sur la conversion des graisses et des protéines en glucose nommée la néoglycogenèse. Cette piste de travail mérite notre attention, mais ne doit pas être entreprise sans le suivi par un professionnel de santé. La néoglycogenèse produit en effet des déchets toxiques appelés corps cétoniques, qui nécessitent un foie et des reins solides pour être éliminés. Il faut aussi bien choisir la nature des graisses qui composent l'alimentation, car tous les acides gras ne sont pas équivalents, comme nous l'avons déjà vu. Mais en réduisant tous les apports glucidiques alimentaires, le corps est forcé d'utiliser le sucre en surplus et c'est évidemment bénéfique pour un diabétique.

Les principales pistes de travail de l'accompagnement naturopathique d'un diabétique de type 2 sont :
- des mesures alimentaires pour optimiser les apports glucidiques ;
- de l'exercice physique pour utiliser le glucose sanguin et réduire la masse grasse ;
- un travail sur la réduction de l'inflammation systémique ;
- l'optimisation de l'action de l'insuline avec certains micronutriments comme le chrome, le zinc et les vitamines B ;
- l'utilisation des plantes pour faire baisser la glycémie.

Il est indispensable d'éduquer les personnes sur la nécessité de la prise en charge, car les complications liées au diabète peuvent être extrêmement dommageables : atteintes aux yeux pouvant aller jusqu'à la cécité, artériosclérose, multiplication du risque d'accident cardiovasculaire, impuissance érectile, infections sévères de plaies aux membres inférieurs associées à de fortes pertes de sensibilité, atteinte sévère des reins nécessitant des dialyses...

En pratique

Signes cliniques pouvant évoquer un diabète « en construction »

* Sensation de soif permanente, réveils nocturnes pour boire.
* Envies très fréquentes d'uriner.
* Augmentation du taux de créatinine.
* Augmentation de la quantité de sucre ou de protéines rejetées dans les urines (glycosurie et protéinurie).
* Mauvaise cicatrisation des plaies, longue et difficile.
* Mycoses cutanées à répétition, acné, furonculose.
* Fatigue intense.
* Prise de poids, obésité abdominale.

Causes possibles

* Alimentation déséquilibrée, riche en glucides et sucres raffinés.
* Sédentarité excessive.
* Prise de médicaments.
* Hypertension.
* Surpoids.
* Prédisposition génétique.

Clés naturopathiques

Alimentation

* Supprimer tous les aliments à index glycémique élevé.
* Dissocier les protéines des glucides au cours d'un même repas.
* Adopter des glucides à index glycémique bas (voir Fiche 4 p. 164).
* Supprimer tous les aliments pro-inflammatoires : acides gras trans (voir p. 107), préparations industrielles salées et sucrées, laitages animaux de grande distribution.
* Adopter le régime paléo-cétogène (moins de 100 g de glucides par jour) (voir Fiche 20 et 22 pp. 187 et 188).
* Consommer des aliments hypoglycémiants : cannelle (en abondance), crucifères, cardamome, baies de genièvre, coriandre.
* Supprimer les excitants et notamment le café, car ils ont des effets hyperglycémiants (et font basculer en hypoglycémie réactionnelle).
* Remplacer tous les glucides par des protéines végétales et des graisses de bonne qualité : protéines de chanvre, avocat, oléagineux...
* Faire une journée par semaine de monodiète aux jus de légumes ou de jeûne hydrique avec un bouillon de légumes le soir (voir Fiche 19 p. 186).
* Un jeûne plus prolongé peut être envisagé si le surpoids est important. À décider avec un naturopathe.
* Si la flore n'est pas trop déséquilibrée, un peu de levure de bière au quotidien peut être conseillée, en raison de sa richesse en chrome et en vitamines du groupe B.

Exercice physique

La personne diabétique de type 2 doit privilégier l'exercice physique en n'ayant pas consommé de glucides avant l'effort, afin d'obliger le corps à utiliser ses réserves. L'idéal est de le faire à jeun le matin, en ayant simplement bu de l'eau avant.
Les recommandations officielles sont de 2 h 30 par semaine, mais en réalité une activité de 45 minutes minimum chaque jour est souhaitable pour que ce soit réellement efficace. →

* Les activités à favoriser sont celles d'intensité modérée mais de longue durée : marche nordique, course à pied, vélo, natation. Il est aussi possible de faire du rameur ou du vélo d'appartement, pendant au moins 30 minutes sur des intensités d'effort moyennes. Le cœur ne doit pas dépasser 60 % de sa fréquence maximale théorique (FMT). Normalement, celle-ci est calculée en soustrayant votre âge à 220. Par exemple, pour une personne de 40 ans, la FMT est de 220 – 40, soit 180. Donc 60 % de sa FMT est de 112 battements par minute (BPM). Elle doit donc pratiquer une activité physique où sa fréquence cardiaque reste dans une fourchette de 100-120 BPM maximum. Quoi qu'il en soit, faites vérifier votre capacité cardiaque par un test d'effort chez un médecin.
* En yoga, la posture de la vache *Gomukhasana* permet de stimuler le pancréas. Elle peut être pratiquée sans danger, sauf si vous souffrez de problèmes aux genoux et/ou aux épaules. Demandez conseil à votre médecin ou à un professeur de yoga.

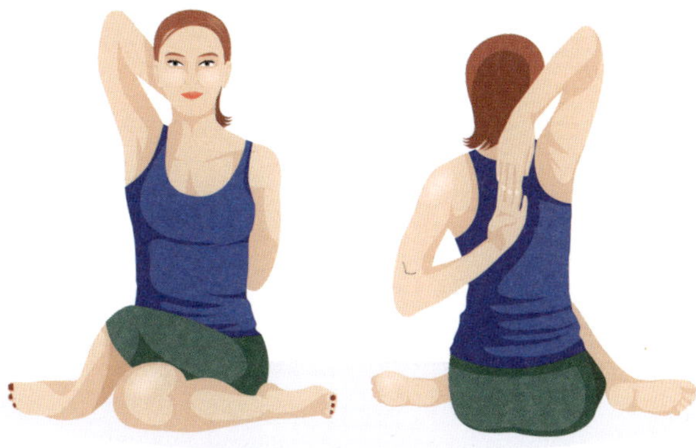

S'asseoir sur le sol avec les jambes droites devant soi. Placer le pied gauche à côté du fessier droit et croiser la jambe droite par-dessus pour venir placer le pied droit vers le fessier gauche. Le bassin reste sur le sol. Fléchir le bras gauche en pointant le coude vers le haut et placer la main gauche à plat entre les omoplates. Faire pivoter la main droite derrière le dos en pointant le coude vers le bas et tenter de rejoindre les doigts des deux mains. Respirer profondément en regardant vers le haut.
Changer ensuite les jambes de sens ainsi que les bras. Si les mains ne se touchent pas, il est possible d'utiliser une chaussette pour les faire se rejoindre plus facilement. Pratiquer la posture de chaque côté en respirant profondément sur 6 à 10 cycles respiratoires avant de changer de côté.

Gestion psycho-émotionnelle

La gestion du sucre sur le plan physique nous questionne sur notre relation au « doux » en général. Quelle est la part de douceur non suffisamment reçue ou donnée pour que j'aie besoin d'un apport alimentaire de « doux » si important ? La question à se poser est « Suis-je suffisamment doux envers moi-même et dans mes relations avec l'extérieur ? » Le doux, le sucré, c'est aussi le yin de la médecine chinoise, relié au féminin, à la sensibilité et à l'émotionnel. Beaucoup d'émotions non suffisamment exprimées et la répression de la sensibilité perturbent le rapport au sucre et sont à la source de déséquilibres métaboliques. De nombreux cas de diabètes sont déclenchés à la suite d'événements forts sur le plan émotionnel, qui n'ont pas été correctement verbalisés et digérés. Il peut donc être opportun d'envisager une thérapie somato-émotionnelle brève de type gestaldt afin d'aider à la prise en charge d'une personne diabétique.

Phytothérapie

* Il existe de nombreuses plantes pour faire baisser la glycémie. Il convient de faire bien attention à leur dosage, car si elles sont prises en trop grande quantité, elles vont avoir

→

un effet trop hypoglycémiant qui serait contreproductif, avec une sensation de faim ou des vertiges. Parmi elles : la cannelle *(Cinnamomum verum)*, la bardane *(Arctium lappa)*, les feuilles de mûrier noir *(Morus nigra)*, le sureau *(Sambucus)*, l'acore odorante *(Acorus calamus)*.

* Dans la pharmacopée ayurvédique, le *Gymnema sylvestris*, le neem ou margousier *(Azadirachta indica)* et le *Garcinia cambogia* sont utilisés pour réduire les envies de sucre et leur transformation en graisse.
* En gemmothérapie, les bourgeons de noyer *(Juglans regia)*, ont une action hypoglycémiante remarquable.

Réflexologie

En auriculothérapie et en réflexologie podale, la stimulation de la zone pancréatique et de toute la chaîne endocrine hyphothalamus-hypophyse donne de bons résultats pour accélérer les résultats des efforts entrepris en alimentation et activité physique.

Nous avons vu toutes les composantes du syndrome métabolique avec leurs réponses naturopathiques adaptées. Il existe donc de nombreuses façons d'agir, aussi bien en actions curatives que préventives. Rééduquer sur l'importance de l'hygiène de vie est essentiel, afin de cesser de privilégier et transmettre un mode de vie qui nous tue à petit feu. Seule la remise à plat complète de l'hygiène de vie permettra d'endiguer cette montée contemporaine alarmante des pathologies cardiovasculaires et du diabète. Nous avons en plus une responsabilité dans la modification de notre environnement génétique (épigénétique) et du patrimoine génétique que nous transmettrons aux générations futures.

L'inflammation

« L'acide est la plus nuisible des humeurs. »

Hippocrate

Nous arrivons ici à un concept clé dans la compréhension de la santé et de la maladie. C'est dans la notion d'inflammation que réside la vision globale des pathologies modernes, et la médecine intégrative d'aujourd'hui travaille essentiellement sur cette piste. Il est capital de bien comprendre les mécanismes sous-jacents à tout processus pathologique, et il apparaît aujourd'hui que le processus inflammatoire systémique, ou chronique, est à la base des pathologies dites « de civilisation » (diabète, cancer, maladies auto-immunes), ce qui souligne l'importance capitale d'avoir un système immunitaire en bonne santé. La validation par la recherche médicale du concept d'inflammation systémique confirme la démarche naturopathique du travail sur l'acidose tissulaire.

Nous allons étudier successivement l'inflammation aiguë, les allergies et l'inflammation chronique.

DE QUOI S'AGIT-IL ?

L'inflammation est une réponse immunitaire non spécifique, destinée à réparer une lésion causée par une blessure ou par un agent infectieux. Elle s'opère par la migration des cellules immunitaires appelées globules blancs, qui vont activer localement des substances chimiques destinées à coordonner la réponse de l'organisme entier. Ces substances messagères sont, entre autres, l'histamine, les cytokines et les interleukines. Dans l'inflammation aiguë en général, on parle de réaction non spécifique, car elle implique des globules blancs issus de l'immunité innée, qui peuvent agir n'importe où et avec n'importe quel type d'agresseur. Ce sont les macrophages et les neutrophiles. Ils constituent la première ligne de défense, car ils réagissent en premier sur le site de l'infection. D'autres globules blancs appartiennent aussi à l'immunité innée, comme les lymphocytes B, les éosinophiles et les basophiles.

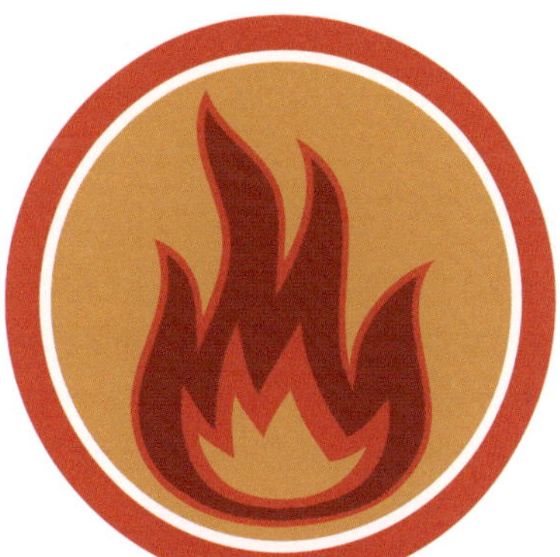

Les lymphocytes T sont des cellules immunitaires spécialisées, qui arrivent en second. Ils appartiennent à l'immunité dite « acquise », construite après qu'ils ont été une première fois en contact avec l'agresseur (l'antigène). C'est le principe sur lequel repose le vaccin. Les lymphocytes T sont également impliqués dans les allergies « vraies », avec danger de mort par choc anaphylactique (réaction allergique extrême) si la personne est mise en contact avec l'allergène.

Les caractéristiques de l'inflammation sont au nombre de quatre : la rougeur *(rubor)*, la chaleur *(calor)*, la douleur *(dolor)* et le gonflement *(tumor)*.

Par exemple, quand nous nous tordons la cheville, quelques minutes après celle-ci est toute gonflée, chaude, rouge voire violette et, bien entendu, douloureuse au point de ne plus pouvoir poser le pied par terre. L'inflammation est visible et immédiate. Pour pouvoir réparer la lésion causée, le corps envoie massivement des globules rouges et blancs, ce qui entraîne une accumulation de chaleur et de sang (le rouge et le chaud) et une hyperdilatation des vaisseaux de circulation sanguine et lymphatique (l'œdème). La vasodilatation cause une douloureuse compression des nerfs périphériques, obligeant la mise au repos de la structure pour que le travail de réparation puisse se faire.

Donc, à l'origine, l'inflammation est prévue par l'homéostasie. Elle reflète l'intelligence du corps, notre force vitale et vise la régénération. Bien entendu, la douleur n'est jamais confortable, et le réflexe est souvent de vouloir la faire taire au plus vite. Mais attention à ne pas étouffer trop vite un processus de réparation nécessaire, qui est un message clair du corps pour ramener la conscience vers une zone négligée en souffrance !

L'INFLAMMATION AIGUË

À l'origine, un terrain trop acidifié

L'inflammation aiguë concerne toutes les maladies en -ite : tendinite, arthrite, rhinite, cystite, sigmoïdite... Toutes ces pathologies reposent sur un mécanisme inflammatoire ponctuel et local. Une lésion a été causée sur un tissu, par une blessure ou par un agent infectieux, et le processus de réparation immunitaire passe par un temps inflammatoire normal.

J'ai choisi de regrouper ici sous le concept d'acidose un ensemble de pathologies qui peuvent sembler très diverses de prime abord. Une cystite est très différente d'une sinusite, n'est-ce pas ? Le traitement allopathique est différent pour les deux maladies, on peut même consulter des spécialistes différents : un gynécologue ou un urologue pour la cystite, un médecin ORL voire un allergologue pour la sinusite.

Il est indispensable de consulter son médecin traitant lorsque vous avez une infection quelque part, afin d'agir au plus tôt et de ne prendre aucun risque de surinfection. C'est le rôle absolu du médecin allopathe que de traiter les infections, avec toute la pharmacopée dont il dispose. Les antibiotiques ont sauvé d'innombrables vies, et il ne faut surtout pas tomber dans le côté radical « contre » tous les médicaments, sous prétexte de vouloir faire les choses naturellement. Si vous avez une infection, il faut aller consulter votre médecin traitant afin qu'il pose un diagnostic et vous traite en conséquence. Le travail du naturopathe vient dans un second temps, une fois le germe éliminé.

En naturopathie, on privilégie le **travail du terrain**, et dans toutes les maladies en -ite, le terrain, c'est l'acidose. Donc le gros du travail sera sensiblement le même, avec quelques spécificités selon les organes qui sont touchés, mais ces dernières doivent absolument être abordées lors d'une consultation et n'ont donc pas leur place ici. Nous allons ainsi étudier l'ensemble de ces pathologies comme appartenant au même déséquilibre de terrain, à savoir un terrain trop acidifié. Les particularités liées aux pathologies, comme le lien entre perméabilité intestinale et cystite chronique, ou le lien entre mucosités et reflux acide, doivent être explorées en cabinet lors d'une consultation en naturopathie. Il en va de même pour toute prise en charge des douleurs articulaires, impliquant la reconsolidation du cartilage et le renforcement des structures ligamentaires et tendineuses.

Qu'est ce que l'acidose ?

L'acidose tissulaire se définit par **un déséquilibre de la balance acido-basique** du corps. Nous avons des normes de pH très précises sur les tissus du corps, qui ne peuvent varier que de façon très infime et qui doivent être compensées en permanence par le système tampon. Par exemple, le pH sanguin se situe entre 7,32 et 7,42. En ingérant un aliment très acide contenant beaucoup d'ions H+, le corps diffuse des bicarbonates OH– pour « tamponner » l'excès d'acidité et préserver la stabilité du pH du sang. Dans le « grand » système tampon, plusieurs organes sont impliqués, notamment les reins qui évacuent les excès d'acides et les poumons qui participent à l'alcalinisation du sang grâce à la respiration et l'évacuation du dioxyde de carbone. Lorsque tout va bien, le système tampon se suffit à lui-même pour maintenir l'équilibre acido-basique. Avoir un peu d'acidité est tout à fait normal et nécessaire.

Le problème d'acidose vient de l'alimentation et du mode de vie moderne, beaucoup trop acidifiants pour les capacités de régulation interne. L'alimentation est insuffisante en aliments basifiants (voir Fiche 5 p. 166), obligeant le système tampon à aller chercher des bases de minéraux dans ses stocks, qui sont les boîtes articulaires, les os, les dents, les cheveux et les ongles. Ce sont principalement le magnésium, le calcium et le potassium qui vont venir tamponner les excès d'acides. Si cette diffusion de bases se poursuit, elle surcharge les organes d'éliminations et notamment les reins, pouvant faire des dépôts de type cristaux articulaires, arthritiques, calculs rénaux. C'est pour cela que les pathologies inflammatoires musculo-squelettiques comme la tendinite, l'arthrite ou les rhumatismes sont appelées des pathologies d'acidose en naturopathie, et qu'elles sont synonymes de déminéralisation. C'est aussi pour cette raison que les voies rénales sont très souvent affectées dans les pathologies d'acidose : cystite, urétrite, calculs rénaux...

L'impact du déséquilibre acido-basique sur le corps

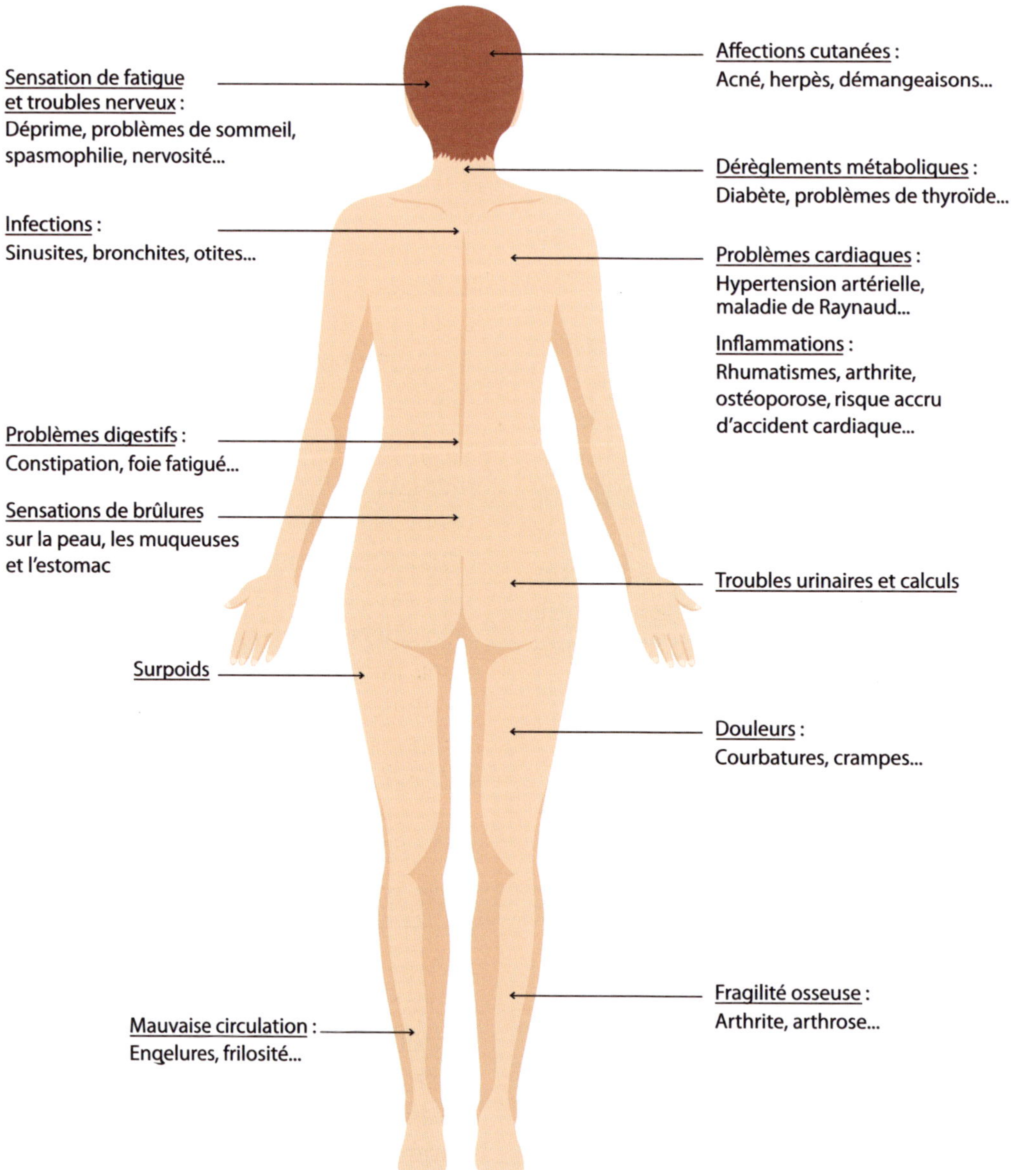

En naturopathie, l'alimentation joue un rôle déterminant dans l'intensité et l'entretien du processus inflammatoire, quelle que soit sa localisation. Plus l'alimentation est déséquilibrée et acidifiante, plus les douleurs sont vives et les symptômes marqués, et plus la rémission peut tarder. L'hygiène de vie joue un rôle déterminant dans le maintien d'un système immunitaire fort, et l'alimentation participe grandement à nous équilibrer.

Le cycle de Krebs est un exemple très concret de l'impact de l'alimentation sur les quantités d'acides dans le corps. Ce cycle est le processus de la fabrication de l'énergie, qui se passe dans l'usine énergétique de la cellule, la mitochondrie.

Pour fabriquer de l'énergie (ATP), la mitochondrie a besoin de glucose, lequel se trouve dans l'alimentation. Prenons l'exemple du pain blanc. Il est fait avec de la farine blanche, qui a été raffinée. Par souci de conservation, l'enveloppe du grain a été retirée, mais par conséquent la partie la plus nutritive du grain aussi. Une farine complète est ainsi beaucoup plus riche en vitamines (vitamines B) et minéraux (magnésium, zinc...) qu'une farine blanche, très appauvrie en nutriments.

La mitochondrie, comme toute usine, produit des déchets acides : fumarique, succinique, pyruvique, lactique... Pour pouvoir recycler ses déchets, la cellule a besoin de cofacteurs enzymatiques, synthétisés grâce au magnésium, aux vitamines B, à la coenzyme Q10, au cuivre, au fer... ceux justement contenus dans l'enveloppe du grain ! Si ces cofacteurs ne sont pas suffisamment présents dans l'alimentation, alors les acides s'accumulent et cela favorise le stress oxydatif, le vieillissement cellulaire. Autrement dit, consommer des aliments raffinés acidifie le corps et diminue la production d'énergie.

Plusieurs facteurs sont à prendre en compte :

– votre alimentation est-elle acidifiante ou alcalinisante ? (voir Fiche 5 p. 166). L'acidose favorise l'inflammation. Plus le corps est acidifié, plus il a tendance à se blesser.

– les aliments que vous ingérez engendrent-ils une réaction inflammatoire du système immunitaire ? En effet, il existe des incompatibilités entre certains aliments et le système immunitaire des individus. Ce ne sont d'ailleurs pas nécessairement les mêmes d'une personne à l'autre.

Selon votre constitution, votre *prakriti* ayurvédique ou encore votre groupe sanguin, certains aliments peuvent vous être particulièrement toxiques, alors qu'ils seront bénéfiques à votre voisin ! D'où l'importance de se connaître soi-même et de chercher conseil auprès d'un professionnel de la nutrition, afin qu'il vous éclaire dans vos choix alimentaires.

De plus, comme nous l'avons vu précédemment, certains aliments engendrent plus facilement des réactions du système immunitaire, car ils contiennent beaucoup d'antigènes : la caséine du lait de vache Holstein, le gluten du blé moderne, par exemple.

Enfin, si vous souffrez de porosité intestinale, vous avez forcément développé des intolérances à certains aliments. Cette occupation constante du système immunitaire digestif entraîne une grande perte d'énergie et diminue forcément votre capacité à lutter efficacement contre d'autres agents infectieux extérieurs. Vous avez ainsi tendance à attraper tout ce qui passe, à être constamment enrhumé, à avoir des cystites chroniques, des sinusites, des bronchites...

Vous trouverez en fin d'ouvrage des fiches détaillées avec les aliments à privilégier selon votre dosha dominante (voir annexe p. 159). Vous trouverez aussi une liste indicative du PRAL (*Potential Acidic Renal Load)*, de certains aliments courants (p. 166). Le PRAL est un chiffre positif ou négatif qui indique la qualité acidifiante ou basifiante d'un aliment. Selon mon expérience personnelle, l'indice PRAL ne détermine pas avec certitude la qualité acidifiante d'un aliment. La diététique chinoise est riche d'enseignements très complémentaires à ce sujet, c'est pour cela qu'il existe parfois des divergences entre un indice PRAL *a priori* basifiant pour un aliment considéré comme acide par la médecine chinoise. Faites votre expérience personnelle, mais, à mon avis, les résultats sont meilleurs avec la lecture de la médecine tradictionnelles chinoise combinée aux PRAL qu'avec les seuls indices PRAL.

À retenir

Le système immunitaire repose principalement sur la bonne santé intestinale, puisque notre immunité est assurée à 70 % par notre flore intestinale. C'est dire l'importance cruciale d'avoir un microbiote équilibré pour être en bonne santé.

En pratique

Signes cliniques et maladies reliés à l'acidose

* Toutes les pathologies en -ite : rhinite, sinusite, bronchite, conjonctivite, otite, arthrite, tendinite, colite, sigmoïdite, gastrite, urétrite, cystite, bartolinite et autres.
* Phanères dégradés : cheveux cassants, ongles striés et dédoublés.
* Caries dentaires à répétition.
* Gencives qui saignent.
* Problèmes de peau récurrents : sécheresse, eczéma, prurit, psoriasis.
* Reflux acides gastro-œsophagien.
* Articulations douloureuses et/ou qui craquent, blessures articulaires et tendineuses fréquentes.
* Irritabilité importante, difficultés d'endormissement et réveil nocturne entre 1 h et 3 h du matin.
* Douleurs à la digestion, ballonnements, gaz.
* Sensation de piqûres d'aiguilles autour du nombril.
* Odeur acide dans les selles.
* Brûlures à la miction, pH urinaire inférieur à 4,5.

→

* Tendance aux calculs rénaux.
* Crise de goutte, augmentation du taux d'acide urique sanguin.

Causes possibles

* Alimentation acidifiante.
* Manque de sommeil et surmenage.
* Stress.
* Mauvaise respiration (respiration thoracique voire claviculaire).
* Tabagisme.
* Surentraînement sportif, manque d'échauffement et mauvaise récupération.
* Consommation importante de médicaments.
* Constitution nerveuse, bilieuse, Vata et Pitta.

Clés naturopathiques

Alimentation

Réduire tous les aliments acidifiants de l'assiette quotidienne. Se référer à la liste PRAL sur la Fiche 5 page 167 et aux indications de la médecine chinoise. En voici un résumé :

* Supprimer le blé, l'avoine, tous les vinaigres, les fruits acides sauf le citron, la viande de bœuf et de porc, la charcuterie, tous les laitages animaux, le vin blanc, le café, la sauce tomate et la tomate cuite, la tomate hors saison, les jus de fruits acides (orange pressée par exemple), l'oseille, la rhubarbe.
* Se limiter à 1 café par jour maximum, sur un estomac plein.
* Éviter tous les aliments raffinés : sucre blanc, pain blanc, riz blanc, pâtes non complètes...
* Augmenter les aliments alcalinisants : légumes verts frais et de saison, jus de légumes. Augmenter la part des végétaux de façon générale.
* Boire chaque jour 1 petit verre de jus d'herbe de blé ou d'orge, pour leur potentiel nettoyant et alcalinisant.
* Opter régulièrement pour des apports protéiques végétaux, moins acidifiants que les protéines animales : tofu, légumineuses, algues. Les œufs sont également très peu acides et sont une bonne source protéique. Les consommer avec le jaune peu cuit (à la coque ou sur le plat, par exemple).
* Faire tremper les céréales, les oléagineux et les légumineuses avant de les cuire pour éliminer l'acide phytique.
* Consommer du millet brun pour sa haute teneur en minéraux, notamment en silicium, afin de reminéraliser les tissus.
* Réduire fortement l'alcool et se limiter au vin rouge, à raison de 1 verre maximum par jour pendant le dîner.

Exercice physique

Tout exercice physique qui augmente la fréquence respiratoire va venir stimuler la ventilation et ainsi permettre d'alcaliniser le terrain. Il faut donc privilégier les activités qui font respirer au maximum, en plein air si possible. Le yoga est ici encore particulièrement bénéfique, car il combine la respiration profonde avec l'activité physique. Il existe notamment un yoga spécifique nommé *kundalini yoga*, qui met l'accent sur la respiration pendant la pratique. Le yoga permet en outre d'évacuer les acides grâce aux glandes sudoripares, sans accélérer excessivement le métabolisme cellulaire et donc l'acidification tissulaire. En effet, les sports très intenses comme le squash ou le marathon sont des activités qui accélèrent tellement le métabolisme qu'elles peuvent avoir tendance →

à faire vieillir le corps plus vite. C'est ce qu'on nomme le stress oxydatif. Si elles sont bien accompagnées, notamment en alimentation et micronutrition, pas de problème. Dans le cas contraire, ces activités sportives favorisent plutôt la déminéralisation et le vieillissement cellulaire.

Voici un **exercice de kundalini yoga** particulièrement efficace contre l'acidose :
S'asseoir dans une posture confortable, jambes croisées si possible, sinon à genoux ou sur un tabouret. Placer les mains sur les épaules avec les pouces en arrière et lever les coudes à l'horizontale. Inspirer avec force en tournant le buste et la tête vers la droite, expirer avec force en tournant à gauche. Répéter 20 fois, puis changer de côté. Inspirer en tournant à gauche, expirer en tournant à droite. Se reposer quelques minutes après l'exercice.

Hydrologie

Le sauna est une technique majeure pour stimuler la production de sueur et ainsi éliminer les acides par la peau. À ne pas pratiquer toutefois si vous avez des problèmes d'hypertension ou des antécédents cardiaques.
Les bains hyperthermiques au-delà de 40 °C sont également indiqués pour faire transpirer et éliminer les acides. La meilleure façon est de boire une tisane chaude désacidifiante (voir les plantes indiquées plus bas) juste avant d'entrer dans le bain. Vous pouvez aussi ajouter des sels dans l'eau pour accélérer la transpiration : gros sel de mer ou sel de Jentschura, par exemple.

Gestion psycho-émotionnelle

Une trop grande quantité d'acides irrite le système nerveux, surtout si la carence minérale est importante, notamment en magnésium. Il importe donc de se relaxer, par toute technique qui semble appropriée à votre budget et votre situation : *Savasana* en yoga, relaxation coréenne, sophrologie, training autogène de Schultz...

Phyto/Aromathérapie

* Les grandes plantes d'évacuation des acides sont principalement : le frêne *(Fraxinus excelsior)*, l'orthosiphon *(Orthosiphon aristatus)*, la piloselle *(Hieracium pilosella)*, le bouleau blanc *(Betula alba)*, la reine-des-prés *(Filipendula ulmaria)*, l'oignon *(Allium cepa)* et le sureau *(Sambucus nigra)*.
* De façon générale, toutes les plantes diurétiques vont avoir un effet stimulant sur le rein, et donc activer l'élimination des acides : queues de cerises, thé vert.
* Les plantes reminéralisantes sont surtout la prêle *(Equisetum arvense)* et l'ortie *(Urtica dioica)*.
* Pour travailler sur l'immunité, des plantes comme l'échinacée *(Echinacea purpurea)* ou l'ail des ours *(Allium ursinum)* ont fait leurs preuves.
* En aromathérapie, il convient d'utiliser **avec précaution et sur conseil d'un professionnel uniquement** des huiles essentielles d'origan *(Origanum vulgare)*, de cannelle *(Cinamomum verum)*, de thym *(Thymus vulgaris)*, de niaouli *(Melaleuca quinquenervia)*, toutes extrêmement puissantes pour aider l'immunité.

LES ALLERGIES RESPIRATOIRES

Nous allons nous focaliser ici sur les allergies respiratoires et associées telles que les rhinites allergiques non infectieuses, l'asthme allergique et l'allergie saisonnière appelée aussi le rhume des foins. Les allergies respiratoires sont en expansion constante et constituent un grave problème de santé publique. L'OMS les classe au quatrième rang mondial des pathologies chroniques les plus fréquentes, derrière les pathologies cardiovasculaires, le cancer et le diabète. Plus d'une personne sur quatre est touchée en France, et les traitements antihistaminiques et corticoïdes proposés sont efficaces pendant qu'ils sont pris, mais ne traitent pas la cause et peuvent avoir des effets secondaires non négligeables. Dès que la personne cesse son traitement, les symptômes reprennent : nez bouché, écoulement clair, éternuements, larmes, rougeurs et démangeaisons des yeux, maux de tête… L'asthme, considéré traditionnellement comme une maladie spasmodique des bronches, entre aujourd'hui dans cette catégorie complexe des problèmes respiratoires inflammatoires induits par l'hyperactivation du système immunitaire. Car l'allergie, saisonnière ou non, est un problème de déséquilibre immunitaire, qui engendre une inflammation importante. C'est un état de réactivité exagérée. Les traitements de désensibilisation (immunothérapie) donnent des résultats variables, sont longs et mal remboursés, ce qui ne les rend pas très populaires auprès des malades.

De quoi s'agit-il ?

Une allergie classique implique une réaction immunitaire humorale immédiate contre un antigène agresseur, identifié comme tel par le système immunitaire. Cela peut être un polluant, un pollen, un poil d'animal, un acarien, une graminée. L'intensité de la réaction est intimement corrélée au niveau de production d'histamine. Plus celui-ci est élevé, plus les signes cliniques sont sévères.

L'histamine est un médiateur chimique pro-inflammatoire, sécrété par les macrophages lors de leur travail de défense immunitaire ou apporté directement par l'alimentation. En effet, il existe des sources alimentaires directes comme les poissons, les coquillages, les crustacés, les fraises, les tomates. D'autres aliments comme les raisins, le blanc d'œuf cru et les levures sont riches en tyramine, un précurseur de l'histamine, qui peut aussi donner de fortes réactions allergiques. Même sur un schéma d'allergie respiratoire de type humoral, la virulence des réactions sera forcément renforcée par une alimentation riche en aliments histamino-libérateurs. L'histamine a pour effets principaux la vasodilatation vasculaire et la vasoconstriction des muscles lisses. Cela explique pourquoi une réaction allergique donne des rougeurs et des spasmes musculaires difficiles à contrôler.

Les autres médiateurs chimiques pro-inflammatoires induits par la production d'histamine comme les leucotriènes 4 (LCT4), les interleukines (IL-4 ou IL-5, par exemple) ou les prostaglandines 2 (PGE2) sont les **substances effectrices**. Elles vont aller activer les réactions sur les organes cibles : production de mucus, démangeaisons, larmoiements... Elles vont également activer d'autres médiateurs pro-inflammatoires comme le NF-kappa B ou le TNF-alpha, ces derniers posant de gros problèmes lorsqu'ils sont sécrétés de façon importante et permanente. Ils participent activement à un état inflammatoire systémique chronique.

Les systèmes de régulation de l'inflammation

Le corps possède **deux façons** de réguler l'inflammation.

La première est **le cortisol**. Cette hormone sécrétée par la grande surrénale nous est familière puisque nous l'avons étudié en détail dans le chapitre consacré au système nerveux (voir p. 71). Imité par la prise de corticoïdes ou de cortisone, le cortisol a une action anti-inflammatoire sur les chimiokines, c'est-à-dire qu'il va réduire la production de substances messagères pro-inflammatoirs. Comme il y a une inhibition de la réaction immunitaire, son action est dite « immunosuppressive ». C'est l'une des raisons pour lesquelles une prise de cortisone de synthèse en permanence n'est pas souhaitable, car cela fragilise le système immunitaire sur le long terme. De plus, la cortisone favorise la rétention d'eau et la déminéralisation osseuse, ce qui n'est pas optimal sur un terrain acidifié qui a tendance à être déjà déminéralisé.

L'autre système de régulation des substances inflammatoires sécrétées par les agents immunitaires se nomme les **lymphocytes T régulateurs (Treg)**. Leur rôle est de calmer la réaction immunitaire une fois l'antigène éliminé et de prévenir les maladies auto-immunes. Les personnes souffrant d'allergies respiratoires ont une déficience en Treg, ce qui explique partiellement la difficulté de régulation du problème si ce mécanisme n'est pas spécifiquement abordé en travail thérapeutique. La recherche actuelle a identifié certaines souches de probiotiques qui favorisent l'induction des Treg. Par ailleurs, l'activation du système parasympathique permet de produire davantage de Treg, d'où le lien entre le repos, la gestion du stress et la guérison.

Les causes de la flambée allergique

Plusieurs facteurs sont à prendre en compte dans l'explication de ce phénomène.

Tout d'abord, le **facteur environnemental** : les diverses pollutions de l'air, de l'eau et de l'alimentation (perturbateurs endocriniens, adjuvants alimentaires, métaux lourds, pesticide et autres). Toutes ces molécules sont des agresseurs potentiels pour le système immunitaire, qui lutte et produit une inflammation permanente. D'où le nombre prédominant de personnes allergiques dans les milieux urbains pollués, où les modes de vie des individus sont souvent déréglés et les sources de stress importantes.

Le **facteur héréditaire** joue lui aussi son rôle dans la prévalence de l'allergie. Certaines personnes ont génétiquement moins de C3-C4, un complément qui diminue le taux de production d'histamine. Les parents allergiques sont plus à même d'avoir des enfants allergiques, surtout si c'est la mère qui est touchée. Du côté de la flore intestinale, des études récentes viennent mettre en avant la **théorie des 1 000 jours**. Cette hypothèse valide le rôle majeur du microbiote dans la constitution de la santé d'un individu. Mille jours, ce sont les neuf mois de vie *in utero* plus les deux premières années de vie. C'est pendant cette période que la flore intestinale est en quelque sorte « définie » pour la vie future et qu'elle va structurer la santé de l'individu. Chaque personne possède une composition unique de son microbiote. La nature des familles microbiennes, leurs compositions, leurs répartitions entre elles, leurs capacités de synthèse, d'anabolisme, de catabolisme, leur résistance... toutes ces données sont sous les microscopes de la recherche actuelle et permettent de grands progrès de la médecine intégrative.

Nous pouvons retenir que plusieurs facteurs influencent la constitution de notre microbiote pendant ces 1 000 jours :

– la qualité de la flore de la mère pendant la grossesse et à la naissance ;

– l'alimentation de la mère pendant la grossesse ;

– la voie de la naissance : voie basse ou césarienne ;

– l'allaitement maternel ou non ;

– l'alimentation des deux premières années de vie ;

– la prise d'antibiotiques pendant les deux premières années de vie ;

– la prise de probiotiques pendant la grossesse ou pendant les deux premières années de vie.

Plusieurs études ont montré la prévalence d'enfants allergiques parmi ceux nés par césarienne, avec un ou deux parents allergiques et ayant reçu des traitements antibiotiques sans probiotiques ensuite pendant les deux premières années de vie. Cela renforce l'importance de la diversité dans les familles bactériennes, diversité que l'on favorise par une alimentation adaptée. Avoir le réflexe probiotique après un traitement antibiotique est aussi très important, que ce soit pendant la petite enfance ou la vie adulte d'ailleurs. Mais il faut particulièrement veiller à l'ensemencement pendant ces 1 000 jours, car ils vont déterminer notre santé d'adulte et notre propension à développer des allergies, un diabète, du surpoids... **Il est donc indispensable de travailler sur la flore intestinale lors d'une prise en charge d'allergie respiratoire**.

Le rôle du foie et de la perméabilité intestinale

La lecture naturopathique de l'allergie respiratoire englobe donc le microbiote avec le paramètre maintenant familier de la perméabilité intestinale. Plus l'intestin est poreux, plus le terrain est propice au développement de réactions immunitaires contre des aliments, entretenant alors une inflammation digestive permanente. Les personnes allergiques ont un terrain acidifié, dont l'acidité est entretenue par des déséquilibres du microbiote et la perte d'étanchéité de la muqueuse épithéliale. **Tout phénomène de perméabilité intestinale entraîne une surcharge du foie**. Ce dernier récupère de nombreuses toxines liées aux fermentations de levures et gaz de digestion, ce qui le surcharge et le conduit à sécréter d'autres protéines pro-inflammatoires. Les signes de la congestion hépatique se repèrent facilement : gaz malodorants, langue blanche, mauvaise haleine, nausée et manque d'appétit matinal... Les allergiques sont souvent des personnes dont le foie a besoin d'un peu de drainage.

Le cas particulier des salicylates

Les aliments contenant de forts taux d'acide salicylique ou de salicylates peuvent entretenir un terrain allergique inflammatoire chez certains individus. Cela peut sembler au début assez paradoxal, car ce sont des aliments normalement considérés comme sains. Mais le résultat est que les allergies reculent et disparaissent chez les personnes qui y sont sensibles après avoir suivi un régime d'éviction. Pour faire un test simple chez vous, retirez pendant 3 semaines les aliments suivants : tous les fruits, les oléagineux, le miel, tous les produits à base de noix de coco, l'huile d'olive et les olives, et pelez bien soigneusement tous les légumes (ne consommez que du frais et surtout local de saison, évitez absolument la tomate, la courgette, le poivron et le cresson). Voyez si les symptômes s'améliorent. Faites un test de réintroduction au bout de 3 semaines et voyez si les symptômes reviennent[11].

En pratique

Signes cliniques des allergies respiratoires

* Écoulement nasal.
* Obstruction nasale.
* Démangeaison nasale.
* Larmoiements.
* Yeux rouges et démangeaisons oculaires.
* Éternuements répétés.
* Maux de tête.
* Fatigue saisonnière, inexpliquée.
* Asthme allergique.
* Taux sanguins d'éosinophiles et d'imunoglobuline E (IgE) élevés.
* Tous les signes précédents associés à des signes d'inconfort digestif : gaz, ballonnement, diarrhée, constipation, alternance des deux.
* Mauvaise haleine, langue chargée, nausées, écœurement matinal.
* Douleurs articulaires et tendinites inexpliquées.
* Problèmes cutanés : rougeurs, démangeaisons, mycoses, eczéma.

→

11. Vous trouverez toutes sortes d'informations détaillées sur les allergies aux salicylates, notamment pour les enfants hyperactifs (voir aussi le livre les *Canaris de la modernité*, Aladdin, 2014), sur le site de la naturopathe belge Taty Lauwers www.taty.be

Causes possibles

* Hérédité.
* Prédispositions génétiques.
* Naissance par césarienne.
* Dysbiose maternelle.
* Absence d'allaitement materne.
* Allaitement au lait de vache.
* Diversification alimentaire trop précoce.
* Prise d'antibiotiques pendant la petite enfance.
* Environnement pollué, aussi bien l'air, l'eau que la nourriture.
* Porosité intestinale, dysbiose, candidose.
* Congestion hépatique.
* Constipation chronique.
* Alimentation inadaptée, acidifiante.
* Stress chronique et mauvaise gestion du stress.
* Tabagisme.
* Sensibilité aux salicylates alimentaires.
* Alimentation trop riche en histamine, tyramine, glutamate monosodique (épaississant que l'on trouve en abondance dans la cuisine asiatique).

Clés naturopathiques

Alimentation

* Alcaliniser au maximum le bol alimentaire et supprimer les aliments acidifiants (voir plus haut et liste sur Fiche 5 p. 167).
* Compléter l'assiette quotidienne avec des aliments riches en oméga 3 et acides gras polyinsaturés pour leur action anti-inflammatoire : lin, colza, pourpier, tétragone, noix, alfalfa, sardine, maquereau, hareng.
* Supprimer absolument les aliments qui favorisent la perméabilité intestinale (voir p. 58 et p. 153) : gluten, laitages animaux, produits transformés…
* Utiliser de l'huile de nigelle (cumin noir) pour les assaisonnements.
* Consommer des œufs de caille, du romarin et de l'oignon pour leurs propriétés anti-allergisantes.
* Supprimer les aliments histamino-libérateurs : poissons en conserve ou pas frais, fromages fermentés, charcuterie, crustacés, choucroute, épinard, tomate, blanc d'œuf cru, levure de boulangerie, levure de bière.
* Vérifier la sensibilité aux salicylates par une éviction sur 3 semaines si vous n'avez pas de résultats probants.
* Ne pas consommer de plats contenant du glutamate monosodique (sorte de sauce transparente un peu épaisse que l'on trouve fréquemment en cuisine asiatique).

Exercice physique

Les personnes souffrant d'allergies respiratoires ont besoin de travailler sur l'amplitude ventilatoire en ouvrant les côtes au maximum et en faisant travailler activement le diaphragme.
En yoga, la posture du poisson *Matsyasana* remplit très bien cette fonction.
Vous la trouverez page 91, dans le chapitre sur l'addiction au tabac.

➔

Respiration

L'exercice *Kapalabahti*, décrit à la page 99, est un très bon exercice pour développer la capacité pulmonaire et nettoyer les sécrétions bronchiques.
Pratiquer le matin, faire 3 cycles d'une cinquantaine de « pompes » avec un petit temps de rétention (30 secondes, par exemple) poumons pleins entre chaque cycle.

Gestion psycho-émotionnelle

Les allergiques sont souvent des personnes ayant une forte sensibilité émotionnelle et qui peuvent avoir des difficultés à s'accepter en tant que telles. Adoucir sa vision de soi et du monde en général, cesser de lutter contre sa nature et s'accepter tel que l'on est constituent de vrais défis qu'il faut accepter de relever pour pouvoir progresser et se guérir en profondeur.

Hydrologie

Là encore, une technique de purification yogique vient trouver toute sa place pour les personnes souffrant d'allergies respiratoires. Il s'agit bien sûr du *Lota Neti*, dont nous avons déjà parlé dans la première partie de ce livre. Le nettoyage du nez et des sinus grâce à cette petite « théière » que l'on remplit d'eau tiède salée est extrêmement efficace pour désencombrer les voies respiratoires. À pratiquer le matin au réveil et le soir avant de vous coucher, surtout si vous vivez dans un environnement urbain, poussiéreux ou avec des animaux de compagnie. Vous pouvez aussi ajouter de l'argent colloïdal dans l'eau pour accentuer l'action antibactérienne du nettoyage.

Phyto/Aromathérapie

* Les grandes plantes de l'allergie sont le cassis (Ribes nigrum) pour son action cortisone-like, c'est-à-dire anti-inflammatoire, le plantain (Plantago major), qui un antihistaminique naturel, le romarin (Rosmarinus officinalis), et l'oignon (Allium cepa), qui contiennent des principes actifs (quercétine, acide rosmarinique) très efficaces en cas d'allergies respiratoires.
* Du côté des huiles essentielles, pour les personnes asthmatiques la khella (Ammi visnaga) est réputée pour ses vertus anti-spasmodiques. Par ailleurs, l'estragon (Artemisia dracunculus) est d'une très grande aide pour apaiser le plexus et décrisper le diaphragme. Attention ! Cette huile est fortement contre-indiquée en cas de grossesse ou d'allaitement.

Techniques manuelles

Pour sortir quelque peu du cadre strict de la naturopathie, la méthode d'ostéopathie Gesret a fait ses preuves pour aider les asthmatiques à retrouver une bonne amplitude ventilatoire et à limiter les crises. L'état de plusieurs de mes patients s'est trouvé grandement amélioré en associant le protocole naturopathique à quelques séances de cette méthode.

L'INFLAMMATION CHRONIQUE

L'inflammation dite « de bas grade » ou « à bas bruit » est une inflammation permanente qui favorise l'apparition de pathologies importantes : les maladies auto-immunes, les maladies métaboliques comme le diabète et les maladies cardiovasculaires, les maladies neurodégénératives (Alzheimer, Parkinson) ou encore les cancers. Appelée également inflammation fonctionnelle ou systémique, elle se mesure, entre autres, par le dosage de la protéine C-réactive ultra-sensible (CRP-US) dans une prise de sang.

Nous allons traiter à travers ce thème des pathologies de civilisation en pleine flambée, c'est-à-dire les maladies auto-immunes et le cancer. Cette partie a pour vocation d'offrir d'autres pistes de travail pour améliorer la qualité de vie des patients.

Tout ce travail de terrain naturopathique s'effectue en complémentarité des traitements allopathiques et ne peut en aucun cas s'y substituer. Cette recommandation vaut aussi bien pour les traitements immunosuppresseurs que pour les protocoles d'oncologie (radiothérapie, chimiothérapie). La naturopathie ne remplace absolument pas un traitement allopathique, nécessaire et prioritaire dans l'immense majorité des cas.

À retenir

L'inflammation démarre toujours dans le système digestif.

Les pathologies auto-immunes

Toutes les maladies auto-immunes comportent les caractéristiques suivantes :
- de l'inflammation systémique installée depuis de nombreuses années ;
- de la perméabilité intestinale importante et de la dysbiose (proliférations bactériennes et virales) ;
- le retournement contre soi du système immunitaire, soit sur un organe en particulier (diabète de type 1, thyroïdite d'Hashimoto), soit sur une action disséminée (lupus érythémateux) ;
- un dysfonctionnement des mitochondries cellulaires (l'usine énergétique des cellules).

Elles fonctionnent sur un système d'alternance entre poussées plus ou moins virulentes et périodes de rémission, et sont le plus souvent accompagnées de douleurs musculo-squelettiques et de fatigabilité très marquée.

Les maladies auto-immunes

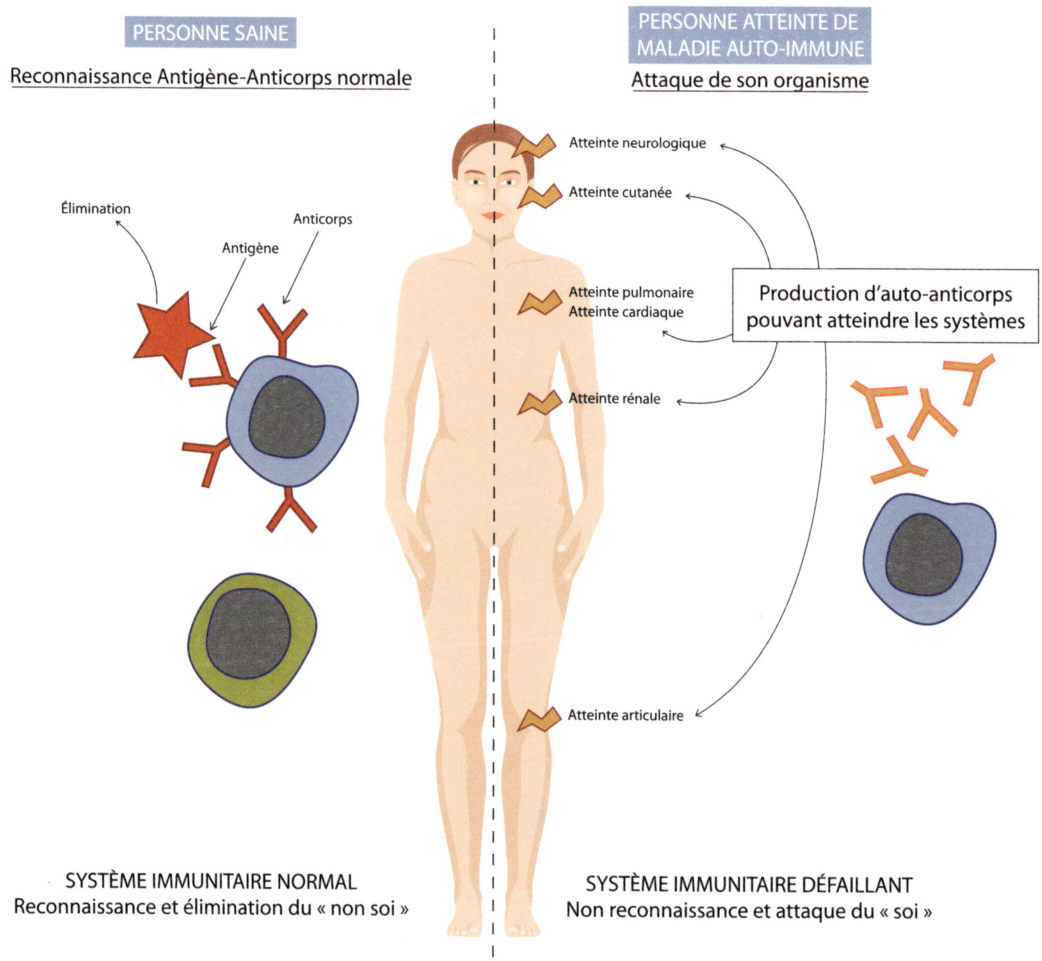

Les causes

Les causes des maladies auto-immunes sont multiples, elles sont dites polyfactorielles. On constate une forte corrélation entre la présence de certains gènes (comme le HLA-B27) et la prévalence de maladie auto-immune. Par ailleurs, le nombre de femmes touchées est supérieur à celui des hommes, sans doute à cause de la plus grande complexité du système hormonal féminin, les déséquilibres hormonaux jouant définitivement un rôle dans l'apparition des maladies auto-immunes. On note également un lien avec la présence des virus d'Epstein-Barr (mononucléose) ou cytomégalovirus (CMV). Les maladies auto-immunes sont également plus nombreuses dans les pays développés où l'utilisation des antibiotiques est importante, ce qui montre le rôle déterminant du microbiote dans la régulation de l'inflammation (voir plus haut le paragraphe sur les Treg, p. 128). La maladie la plus courante est la thyroïdite d'Hashimoto, qui touche près de 5 % des femmes. D'autres exemples de maladies auto-immunes sont : le diabète de type 1, la sclérose en plaques, la polyarthrite rhumatoïde, la spondylarthrite ankylosante, le lupus érythémateux disséminé.

Le mécanisme de l'inflammation systémique

La réponse thérapeutique à ces pathologies réside dans une approche intégrative et globale. L'allopathie propose pour le moment des traitements anti-inflammatoires et immunodépresseurs. Toute l'approche naturopathique des pathologies auto-immunes est fondée sur la réparation de l'intestin et la modulation de l'inflammation systémique.

Les docteurs Kousmine et Seignalet, véritables pionniers de la médecine intégrative, ont établi le socle théorique du lien entre la perméabilité intestinale et les pathologies auto-immunes. Le Dr Kousmine avait plus particulièrement travaillé sur le lien entre la carence en acides gras polyinsaturés et la sclérose en plaques et le Dr Seignalet sur la polyarthrite rhumatoïde.

Le mécanisme d'installation de l'inflammation systémique est dû en premier lieu à de la porosité intestinale qui perdure. Les agents immunitaires présents dans le tube digestif produisent alors en continu des substances pro-inflammatoires comme le TNF-alpha, les PGE 2 (prostaglandines), les interleukines IL-1 et IL-6, lesquelles vont aggraver l'altération de la paroi intestinale. Le système immunitaire produit alors plus de chimiokines inflammatoires, et le cycle continue. Cela vient activer les agents immunitaires d'autres organes, notamment le foie et le cerveau. Le foie fabrique alors d'autres protéines pro-inflammatoires : CRP, fibrinogène, haptoglobuline… L'inflammation touche aussi le tissu conjonctif du cerveau, activant ainsi les microglies, les agents immunitaires locaux. Appelée neuro-inflammation, elle constitue le concept clé de la médecine intégrative pour décoder les pathologies neuro-dégénératives comme la maladie d'Alzheimer.

À retenir

Le phénomène de l'inflammation systémique peut être vu comme un épuisement du système immunitaire, trop sollicité sur une longue durée.

Les deux vecteurs principaux de l'inflammation systémique sont le TNF-alpha et le NF-kappa B. Ils activent à eux deux quasiment toutes les voies inflammatoires en une sorte de réactions en cascade qui affectent le fonctionnement cellulaire et notamment mitochondrial. Les mitochondries sont affectées par les vecteurs de l'inflammation et y répondent en dégageant des radicaux libres. Ce dysfonctionnement mitochondrial entraîne la production de NF-kappa B, causant douleurs et inflammation. Les mitochondries dysfonctionnelles activent également le chef d'orchestre inflammatoire mTOR, qui est la voie majeure de l'auto-immunité à cause de la suppression des lymphocytes T régulateurs (Treg) qu'il entraîne. Nous avons vu précédemment que les Treg étaient l'un des moyens du corps pour réguler à la baisse l'action inflammatoire du système immunitaire. De façon un peu résumée, s'ils sont déficients, alors le système s'emballe... jusqu'à se retourner contre lui-même. C'est un long cercle vicieux de réactions en cascade, qui amène le terrain lentement mais sûrement vers le développement d'une maladie auto-immune.

Le rôle de l'alimentation est fondamental pour enrayer la mécanique inflammatoire, ainsi que la réparation de la muqueuse digestive. Le travail sur la dysbiose est incontournable, avec une éventuelle détoxication des métaux lourds et perturbateurs endocriniens qui viennent altérer en profondeur le fonctionnement mitochondrial. La modulation de la réaction auto-immune s'obtient progressivement, les patients retrouvent un meilleur confort de vie avec des périodes de rémissions de plus en plus longues.

La stratégie naturopathique pour aborder les maladies auto-immunes passe par plusieurs étapes :

– l'instauration à vie d'une alimentation de type Seignalet stricte, c'est-à-dire :
  - sans aucune céréale contenant du gluten (blé, seigle, avoine, orge, épeautre, kamut) ;
  - sans laitages animaux (vache, chèvre, brebis) ;
  - sans cuissons excessives : favoriser les cuissons douces, à la vapeur ou mijotée ;
  - sans aliments potentiellement modifiés : maïs, soja ;
  - sans aliments pro-inflammatoires de type acide palmitique, acide arachidonique ;
  - avec un accent sur les huiles de haute qualité, extraites à froid et biologiques : lin, olive, noix de coco ;

– la réparation de la muqueuse intestinale ;
– le nettoyage de la dysbiose et le rééquilibrage du microbiote ;
– un soutien micronutritionnel pour la relance de l'activité mitochondriale ;
– le rééquilibrage du système neuro-endocrinien ;
– une détoxication profonde des perturbateurs endocriniens : métaux lourds et autres molécules pétrochimiques ;
– la mise en place au quotidien de techniques de gestion du stress.

En pratique

Signes cliniques pouvant faire penser à une maladie auto-immune

* Fatigue très importante, inexpliquée et dont on ne récupère pas.
* Vertiges, malaises fréquents, migraines, amnésies.
* Douleurs digestives, constipation chronique et tenace (résistant aux laxatifs).
* Douleurs dans le corps, en sourdine permanente et qui se « promènent ».
* Douleurs articulaires et raideurs importantes, sensation d'être « grippé », œdème articulaire.
* Sensation de fourmillements sur la peau, d'excès de chaud ou de froid sans rapport avec la température externe, perte de sensation dans les extrémités.
* Éruptions cutanées autour des yeux en forme de masque (pour le lupus).
* Goitre (pour la thyroïdite).
* Perte de cheveux importante (alopécie).

Causes possibles (et associées, car les maladies auto-immunes sont polyfactorielles)

* Présence d'un gène favorisant (HLA-B27, HLA-DR5…).
* Hérédité.
* Vaccination trop précoce.
* Intoxication aux métaux lourds, perturbateurs endocriniens.
* Inflammation de bas grade.
* Perméabilité intestinale.
* Dysbiose, candidose chronique.
* Infections anciennes à la mononucléose (EBV) et/ou au cytomégalovirus (CMV).
* Présence du virus de l'herpès (Herpes simplex 1 ou 2).
* Dysfonctionnement hormonal.
* État de stress important.

Clés naturopathiques

Alimentation

* Adopter le régime Seignalet : sans gluten, sans laitages animaux, sans cuisson excessive.
* Favoriser les légumes et fruits frais de saison et locaux.
* Limiter drastiquement les apports glucidiques et notamment des farineux (pain, céréales, aliments de panification transformés). Se limiter aux fruits et aux glucides amidons (pomme de terre, banane, panais, potimarron…).
* Si la dysbiose est très importante, on peut commencer par l'alimentation stricte « Nouvelle flore » de Taty Lauwers (*Du gaz dans les neurones*, éditions Aladdin, 4e édition, 2017) pendant 1 mois, puis élargir progressivement en fonction des améliorations.
* Consommer des aliments riches en DHA (acide docosahexaénoïque) : poissons bleus type sardine, maquereau, hareng, algues marines, foie de morue.
* Consommer des épices anti-inflammatoires : gingembre, curcuma.
* Favoriser les jus de légumes frais pressés à l'extracteur.
* Consommer de bons acides gras : huile de coco, ghee, avocat, huile de lin crue.
* Exiger une qualité biologique pour tous les aliments consommés et supprimer tous les aliments potentiellement OGM (maïs, soja non certifié sans OGM). Éviter le soja non fermenté pour son activité antithyroïdienne.

→

* La supplémentation micronutritionnelle s'avère indispensable temporairement dans la grande majorité des cas afin de relancer le fonctionnement des mitochondries : magnésium, vitamine D, coenzyme Q10, acide lipoïque, fer, resvératrol, L-glutamine. À organiser avec votre naturopathe, et en accompagnement d'un programme d'hygiène vitale complet.

Exercice physique

* Si les douleurs sont trop importantes, la mobilité reste difficile au départ. Je conseille plutôt des activités douces, type méthode Feldenkrais.
* En yoga, on privilégiera une pratique lente, axée sur la relaxation et la détente neuromusculaire, comme le yoga nidra. **La posture nommée *Ananda madirasana*, ou posture de la félicité**, permet aussi de relaxer très rapidement le système nerveux. Il faut toutefois pouvoir s'asseoir sur ses talons pour la pratiquer.

  Se mettre à genoux et s'asseoir sur ses talons. Soulever les hanches et placer les paumes des mains sur les plantes des pieds en orientant les doigts vers l'intérieur. S'asseoir à nouveau sur les pieds et presser les paumes des mains contre la plante des pieds. Redresser le dos, fermer les yeux et respirer dans l'abdomen. Rester dans la posture pendant 10 à 20 cycles respiratoires.

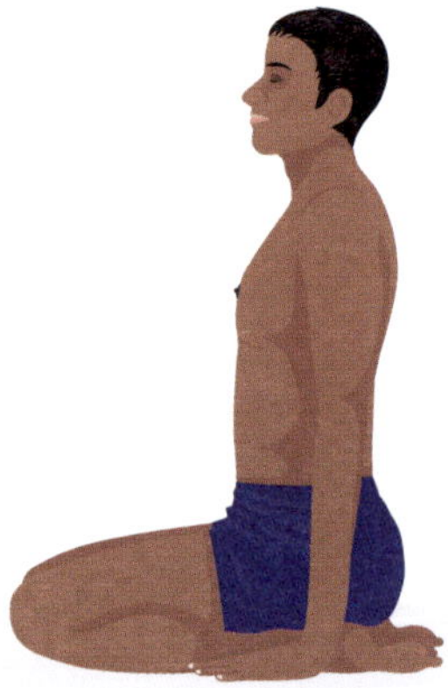

Gestion psycho-émotionnelle

Pour tous les cas de maladies auto-immunes, la symbolique est la rupture de la tolérance. Tolérance envers soi, envers l'autre, envers le monde. Ce peut être une piste intéressante à travailler avec un thérapeute de votre choix, afin de désamorcer une empreinte émotionnelle importante et rétablir un état d'esprit apaisé.

Phyto/Aromathérapie

* Ne surtout pas prendre de plantes qui stimulent l'immunité.
* Selon le profil de la personne, on peut faire appel à des plantes qui facilitent la chélation (voir glossaire p. 189) et l'élimination des toxines : chlorelle, ail des ours *(Allium ursinum)*, coriandre *(Coriandrum sativum)*, fucus vésiculeux *(Fucus vesiculosus)*. **Tout protocole de chélation doit se faire impérativement avec un professionnel de santé.**
* Les huiles essentielles dites « négativantes » vont venir apaiser le système nerveux : mandarine *(Citrus tachibana)*, petit grain bigarade *(Citrus auriantum)*, immortelle d'Italie *(Helichrysum italicum)*, verveine citronnée *(Lippia citriodora)*. À utiliser en olfaction ou pour un soin en massage aromatique (onction).

Cancérologie : introduction à l'oncologie intégrative

Encore une fois, toutes les informations données ci-après ne visent absolument pas à remplacer un protocole d'oncologie classique, elles en sont complémentaires. Les mesures alimentaires et autres viennent renforcer le terrain de la personne, limiter les effets secondaires, potentialiser les traitements et augmenter les chances de rémission.

C'est l'occasion de faire un point sur ce que l'on nomme l'oncologie intégrative, où les thérapies conventionnelles et alternatives sont toutes prises en compte. Il s'agit d'une discipline holistique, en évolution constante, dont les nouvelles (re) découvertes nous permettent d'avancer chaque jour sur l'amélioration de la prise en charge de cette maladie. Le nombre de personnes touchées par un cancer augmente d'année en année. En France, les cancers les plus fréquents sont le cancer du sein chez les femmes et de la prostate chez les hommes, suivis de près par le cancer colorectal et celui des poumons.

La carcinogenèse

Le cancer est une maladie caractérisée par la croissance de cellules anarchiques sur un organe ou un tissu. Si elle n'est pas traitée à temps, cette prolifération cellulaire peut se propager à tout l'organisme, c'est ce qu'on nomme une métastase. Les groupes de cellules cancéreuses sont appelés tumeurs. Elles ont un fonctionnement très primitif par rapport aux cellules saines, c'est-à-dire que leur unique but est de proliférer, le plus rapidement possible. Elles se répliquent par un processus de fermentation du glucose, sorte de détournement de la voie classique aérobie de la fabrication d'énergie, qui nécessite un taux de sucre six fois plus élevé que ce que consomme une mitochondrie saine. Les cellules cancéreuses se construisent tout un réseau d'approvisionnement en sang (angiogenèse), surconsomment le sucre et envahissent progressivement tout l'organisme en circulant par les voies sanguines et lymphatiques.

Nous avons tous en nous des cellules précancéreuses, anarchiques ou mal formées. C'est un processus « normal ». Notre système immunitaire, notamment les cellules NK *(Natural Killer)*, est parfaitement apte à les détruire. Un système immunitaire en bonne santé détruit les cellules mal formées et protège l'organisme des croissances cellulaires anarchiques. Nous avons vu précédemment le lien entre l'inflammation et la dépression immunitaire. De la même façon, un système immunitaire potentiellement affaibli n'arrive plus à supprimer efficacement ces cellules anarchiques et laisse le champ libre au développement de tumeurs. L'inflammation chronique de bas grade est un facteur favorisant du cancer, de par l'épuisement du système immunitaire qu'elle entraîne. Le TNF-alpha, grand marqueur inflammatoire, entretient la progression tumorale.

Lorsqu'une tumeur est détectable, par imagerie, cela veut dire qu'elle a atteint le nombre de 1 milliard de cellules, qu'elle mesure environ 1 cm et que les cellules cancéreuses ont commencé leur prolifération depuis huit ans. Or, les cellules cancéreuses sont beaucoup plus vulnérables pendant ces années durant lesquelles il est très difficile de détecter quoi que ce soit. Après ces huit années, on atteint le stade de non-retour, où le cancer est beaucoup plus difficile à traiter.

Pendant les trois premières années, les cellules cancéreuses sont dites « récessives », c'est-à-dire qu'elles meurent spontanément si le terrain ne présente pas les conditions nécessaires à leur viabilité et que le système immunitaire est suffisamment fort pour les détruire. **Les cellules cancéreuses se développent toujours sur un terrain acidifié (pH tissulaire) et oxydé (avec peu d'échanges d'oxygène), où le système immunitaire est défaillant.**

Un système immunitaire peut être affaibli par un état d'infection permanent (présence de virus, de levures, de parasites), par un état inflammatoire chronique (perméabilité intestinale, déséquilibre endocrinien) et par un état de stress traumatique important. Si les circonstances s'y prêtent, les cellules cancéreuses poursuivent leur prolifération pendant encore 2-3 ans jusqu'à atteindre le chiffre de 1 million. Cette étape est décisive, c'est ici que la progression du cancer devient irréversible, car la tumeur est suffisamment grosse pour être isolée des cellules saines, qui ne peuvent plus lancer l'alerte au système immunitaire. La progression continue de façon inexorable pendant deux à trois années, jusqu'à ce que la tumeur puisse être détectée, lorsqu'elle atteint le chiffre du milliard de cellules.

Il est de notoriété publique que les chances de guérison du cancer sont beaucoup plus grandes lorsqu'il est attaqué précocement. Il est maintenant évident qu'il est de la responsabilité de chacun de faire de la prévention active, afin de ne pas rendre son terrain viable pour le développement de tumeurs et ainsi les maintenir au stade récessif.

Courbe de Collins

Évolution d'une cellule cancéreuse en tumeur mortelle

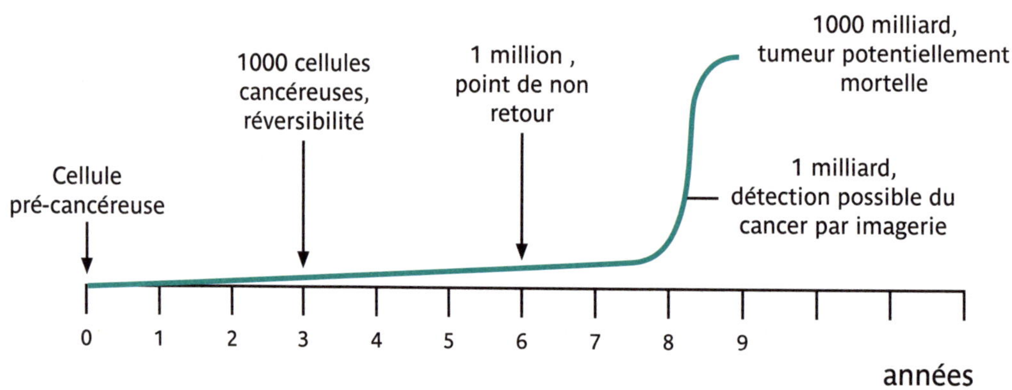

La croissance des tumeurs nécessite donc beaucoup de glucose ainsi que l'affaiblissement du système immunitaire dû à l'inflammation chronique. Une stratégie consiste donc à affamer la cellule en glucose pour la rendre plus vulnérable et à relancer le système immunitaire en faisant baisser l'inflammation.

L'approche conventionnelle constitue à attaquer les cellules cancéreuses par des produits chimiques (chimiothérapie), par l'irradiation (radiothérapie) et par l'ablation chirurgicale des tumeurs. Selon les types de cancers, la chimiothérapie est plus ou moins efficace. Elle s'avère indispensable dans certains cas (dans le cas de lymphome hodgkinien, par exemple), mais pour d'autres elle donne parfois très peu de résultats (pancréas, glioblastome). C'est dans ces types de cas que l'approche intégrative trouve toute sa place.

La médecine allopathique reconnaît aujourd'hui de plus en plus l'impact de l'hygiène de vie et notamment de l'alimentation dans la prévention des récidives. C'est une étape incontournable pour la totalité des patients atteints de cancer, même pour ceux dont la chimiothérapie a donné de bons résultats. La prise en charge du terrain, de l'alimentation, de la gestion du stress par le corps médical doit aussi inclure la responsabilisation du patient.

Les facteurs de risque

Les facteurs de risque sont liés à **la génétique** (environ 30 %) et à **l'épigénétique**, ou à **la détérioration de l'environnement cellulaire**. Cela détermine l'expression ou non d'un gène. Autrement dit, même si l'on est porteur d'un gène comme le BRCA 1 reconnu comme favorisant le cancer du sein, c'est l'environnement cellulaire qui va permettre ou non son expression. C'est lui qui donne la possibilité aux mitochondries de fonctionner correctement ou non. C'est dire l'importance cruciale de veiller à toutes les composantes de l'environnement cellulaire, afin de prévenir tous les facteurs de cancérogenèse.

Beaucoup de personnes déclarent un cancer après un événement traumatisant sur le plan psycho-émotionnel. L'événement agit comme un catalyseur d'un terrain « prêt » à déclarer cette maladie, car possédant les **conditions propices au développement du cancer : acidité, inflammation, oxydation, surcharges en toxines, stress chronique et pensées négatives**. Le cancer est alors un message très fort du corps pour nous amener vers la destruction de notre mode de fonctionnement et ouvrir la porte à un changement

À retenir

Les pistes majeures de prévention primaire du cancer sont :
- la restriction calorique ;
- la restriction glucidique ;
- l'alcalinisation du bol alimentaire ;
- la supplémentation en vitamines du groupe B et en magnésium ;
- l'oxygénation tissulaire.

radical de notre façon de vivre. Souvent, les personnes atteintes d'un cancer vivent l'événement comme une sorte d'autopunition, associée à un fort sentiment de culpabilité. Je pense notamment à beaucoup d'hommes qui expliquent leur cancer de la prostate comme une punition inconsciente de leur excès de libertinage passé. Il faudrait pouvoir aller au-delà du choc traumatisant engendré par la découverte du cancer et oser voir la maladie comme une possibilité de réparation de traumatismes anciens. Cette assertion peut sembler radicale, mais la responsabilisation du patient est primordiale. Notre santé relève de notre responsabilité.

De quoi est composé l'environnement cellulaire ?	Comment puis-je agir ?
Des nutriments apportés par l'alimentation.	Y a t-il des surcharges en aliments acidifiants, en acides gras pro-inflammatoires, en sucres raffinés? Des carences en aliments alcalinisants, en acides gras essentiels, en antioxydants ?
Des toxines de l'environnement : tabagisme, pesticides, métaux lourds, perturbateurs endocriniens, toxines, hormones de synthèse, médicaments, amiante	Quel est mon niveau de détoxication hépatique ?
D'eau.	Quelle qualité pour mon eau de boisson au quotidien ? Eau oxydée, chlorée, riche en nitrates, en résidus médicamenteux...?
Des déchets cellulaires : radicaux libres, acides, déchets de digestion	Mes toxines cellulaires sont-elles correctement évacuées ? (activité physique, capacité d'élimination...)
De la consommation de **substances reconnues comme pro-cancérigènes** : tabac, alcool, aspartame, colorant E150d...	Est-ce que je fais le tri dans mes choix alimentaires ?
De marqueurs inflammatoires dus au stress chronique et générant de l'inflammation systémique : NK Kappa B, TNF alpha, mTor, PGE 2...	Comment je gère mon stress ? Quel est mon niveau d'inflammation ?

De quoi est composé l'environnement cellulaire ?	Comment puis-je agir ?
Des toxines liées à des **infections** persistantes (dysbiose, virus, invasion fongique)	Quelle est la qualité de mon immunité ? L'équilibre de mon microbiote ?
Des informations électro-magnétiques qui influencent la polarisation des membranes cellulaires (et l'étanchéité de la barrière hématoen-céphalique) : Wi-fi, téléphone portable, antenne-relais.	A quelle quantité d'émissions suis-je confronté au quotidien ?
D'oxygène.	Comment je respire au quotidien ? Actif ou sédentaire ? mes tissus sont-ils oxydés ou ont ils conservés de bonne capacité d'échange d'oxygène ?
La posture psychique. La façon dont nous pensons influence directement le comportement de nos cellules, et notre capacité à guérir. La résistance de notre système immunitaire est à l'image de notre combativité dans la vie en général. Une mauvaise nouvelle entraîne une sorte d'immuno-dépression, qui peut être dangereuse si elle se prolonge. Beaucoup d'études ont montré la puissance de l'effet placebo, où l'état d'esprit de la personne est plus efficace sur le processus de guérison qu'une molécule donnée. Le pouvoir de la pensée positive est crucial dans tout processus de lutte contre le cancer, où l'état psychique du malade va impacter directement le potentiel de réussite du traitement.	Quelles sont les pensées que je cultive quotidiennement ? Est-ce que je nourris la peur, le doute, l'échec ? Quelle est la place de la culpabilité dans mon affect ?

Cancer et traitement métabolique

L'approche métabolique, développée par le Dr Laurent Schwartz d'après les travaux d'Otto Warburg, considère que le cancer est une maladie métabolique[12], due à une alimentation trop riche en sucres et à un dysfonctionnement mitochondrial. La cellule cancéreuse a une mitochondrie

12. Dr Laurent Schwartz, *Cancer, un traitement simple et non toxique*, Thierry Souccar Éditions, 2016.

anormale qui fait fermenter le sucre au lieu de l'oxyder comme le veut le processus normal de fabrication de l'énergie. L'idée est d'affamer la cellule cancéreuse en sucre et de stopper le processus de fermentation. On la rend ainsi plus vulnérable aux traitements classiques de chimiothérapie. Le traitement métabolique repose sur une alimentation très pauvre en glucides et riche en lipides, qu'on nomme le régime cétogène, associée à deux molécules : l'acide alpha-lipoïque et l'hydroxycitrate de calcium (HCA). La première est un antioxydant naturellement produit par le corps, la seconde est extraite du fruit du *Garcinia cambogia*, une plante réputée pour inhiber la synthèse de nouvelles membranes cellulaires.

L'association du régime cétogène et des deux molécules ajoutée au traitement d'oncologie allopathique permet d'obtenir de très bons résultats sur des cas de cancers très agressifs de type pancréas, tumeur cérébrale, où l'espérance de vie est prolongée bien au-delà des pronostics défavorables classiques. Bien sûr, ce traitement métabolique ne se suffit pas à lui-même, mais il contribue grandement à améliorer les patients traités par chimiothérapie.

En pratique

Signes cliniques pouvant faire penser à un cancer

* L'association des trois A : amaigrissement, anorexie (perte d'appétit) et asthénie (grande fatigue).
* Douleur violente et/ou durable, très localisée.
* Kyste, grosseur, tissu dur et gonflé à la palpation.
* Augmentation de marqueurs sanguins : PSA, CA 15-3, CA 19-9, CRP ultrasensible, VS, haptoglobine.
* Baisse des facteurs de compléments C3 et C4, baisse importante des lymphocytes.
* Apparition soudaine de constipation chez les plus de 50 ans, avec douleurs intestinales.
* Taches cutanées brunes, grains de beauté gonflés et douloureux.
* Migraines violentes, troubles de la vision, de l'équilibre.
* Résultat positif au test Hémoccult.[13]

Causes possibles

* Infections virales (papillomavirus, par exemple), bactériennes, parasitaires.
* Dysbiose intestinale et prolifération de levures.
* Niveau de toxines important dû aux pollutions environnementales, perturbateurs endocriniens, pesticides, produits chimiques...
* Consommation importante de nitrites, dans la charcuterie notamment.
* Brûlures répétées à l'œsophage à cause de l'ingestion de boissons trop chaudes.
* Déséquilibres nutritionnels : excès d'aliments raffinés, de fritures, de viande rouge et d'acides gras saturés, de sucres industriels ; carences en acides gras essentiels, en antioxydants, en vitamines et minéraux, excès de laitages animaux.
* Dysfonctionnement mitochondrial.

13. Le dépistage Hémoccult n'équivaut pas au diagnostic du cancer mais permet d'en détecter.

→

* Tabagisme.
* Alcool, usage de stupéfiants répété.
* Excès de sédentarité.
* Stress chronique.
* Traumatisme ancien mal digéré, choc émotionnel récent.

Clés naturopathiques

Alimentation

En prévention

* Réduire les glucides en général. Se limiter à un apport quotidien de 50 à 100 g de glucides maximum, afin de maintenir le corps en cétose. Ne plus prendre systématiquement un dessert à la fin des repas.
* Réduire les apports caloriques d'environ un tiers. Faire des cures de 20 à 30 jours à chaque printemps et viser une perte de 3 à 5 % de la masse grasse totale.
* Alcaliniser au maximum son assiette : réduire voire supprimer tous les aliments acidifiants (voir la liste PRAL, Fiche 5 p. 167), supprimer la viande rouge et les laitages animaux, les aliments raffinés, le sucre blanc.
* Boire un maximum de jus de légumes frais obtenus à l'extracteur, consommer des huiles riches en acides gras essentiels polyinsaturés (huile de lin).
* Favoriser les aliments anticancer : brocoli, ail, oignon, thé vert, curcuma.
* Ne pas cuire au barbecue, favoriser des cuissons douces.
* Favoriser les aliments riches en magnésium : cacao cru, maquereau, son de blé. Envisager une supplémentation.
* Favoriser les aliments riches en vitamines B : son de blé, millet brun, levure de bière, spiruline, légumes à feuilles vertes. Envisager une supplémentation.
* Arrêter de fumer et ne pas boire d'alcool tous les jours.

En thérapeutique

* Adopter le régime cétogène (voir Fiche 20 p. 187) : favoriser au maximum les lipides (huile de coco, avocat, œufs, oléagineux, graines et huile de lin), consommer des protéines modérément (sardine, maquereau, viande blanche biologique), limiter les légumes à de petites portions et exclure tous les glucides tels que fruits, légumineuses, céréales et farineux. Se référer à des livres de recettes et surtout le pratiquer accompagné d'un médecin ou d'un naturopathe, car ce régime comporte des carences qu'il faut combler avec des supplémentations en vitamines et minéraux. Pour plus d'informations sur le régime cétogène, y compris et recettes, rendez-vous sur www.charliefoundation.org (en anglais).
* Supprimer tous les sucres raffinés.
* Supprimer tous les laitages animaux.
* Après une chimiothérapie, se nourrir de jus de légumes non sucrés, éviter les excès de carotte, betterave et autres légumes sucrés, pour calmer les effets secondaires. Le citron et le gingembre peuvent grandement aider à calmer les nausées.

Le jeûne

En prévention : il est prouvé par de nombreuses études que réduire la masse corporelle de 3 à 5 % stimule le métabolisme et la destruction des cellules mal formées. En 2008, 124 000 nouveaux cas de cancers étaient directement corrélés au surpoids. La restriction calorique oblige aussi le corps à se détoxiquer (des métaux lourds et autres toxines, stockés dans les tissus adipeux) par stimulation des voies d'élimination.

➜

En thérapeutique : la restriction calorique permet d'affamer les cellules cancéreuses en glucose et de les rendre plus vulnérables à la chimiothérapie. De plus, elle permet au foie de pouvoir « gérer » la chimiothérapie beaucoup mieux, car les mécanismes de détoxication sont stimulés par le jeûne.

Exercice physique

En yoga, on conseillera **la posture du chat**, ***Marjariasana***, car c'est une posture qui travaille sur la coordination de la respiration avec l'élongation de la colonne vertébrale. La séquence répétée de ces deux mouvements produit un effet relaxant très puissant. N'oublions pas que c'est grâce, entre autres, à la détente que le système immunitaire est à même de mieux fonctionner.

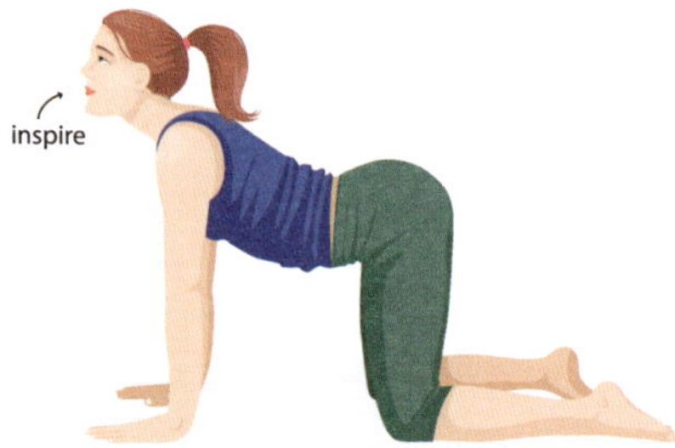

Se placer à quatre pattes, les épaules à l'aplomb des mains et les genoux dans l'alignement des mains avec les tibias parallèles. Les orteils sont allongés au sol. Sur une inspiration, creuser le dos et lever la tête et le regard. Finir d'inspirer au point culminant du regard. Commencer l'expiration en faisant le dos rond et en appuyant fort sur les mains, continuer d'expirer en relâchant la tête vers le bas et rapprocher le menton vers le sternum. Au point le plus bas, fixer le regard sur le bout du nez. Recommencer ce mouvement pendant 20 cycles respiratoires, en veillant à bien synchroniser les mouvements avec la respiration.

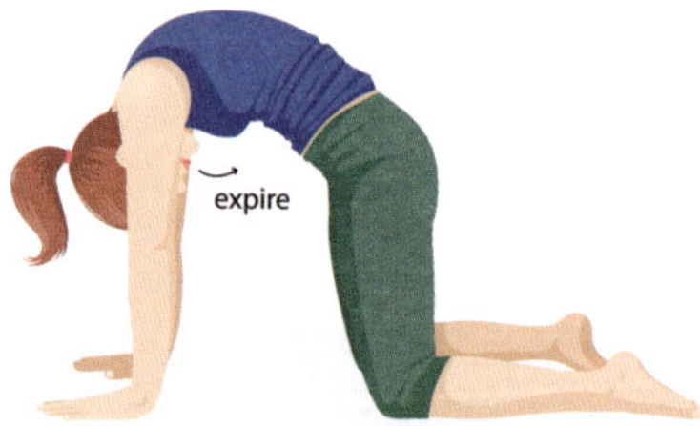

Respiration

L'oxygénation cellulaire est capitale, aussi bien en prévention qu'en traitement du cancer. Il est primordial de mettre en place une pratique respiratoire régulière dans sa vie, afin de soutenir la circulation de l'oxygène dans les tissus.

* Le *pranayama* yogique est conçu en ce sens. Je recommande la pratique régulière de la respiration alternée, *Anuloma viloma* (voir Fiche 7 p. 170), afin d'oxygéner le cerveau et d'équilibrer le système nerveux.
* Des séances régulières de Bol d'air Jacquier® sont également d'une grande aide pour maintenir une oxygénation cellulaire à un haut niveau, et permettre ainsi de promouvoir le développement des cellules saines, au détriment des cancéreuses.
* En traitement thérapeutique, quelques cliniques dans le monde ont recours au caisson hyperbare pour des traitements d'oxygénothérapie. C'est une machine qui soumet le corps à de fortes doses d'oxygène pendant un temps limité. Associée au régime cétogène, cette technique permet de stopper la multiplication des métastases.

Gestion psycho-émotionnelle

* Des techniques de visualisation comme l'hypnose ou la sophrologie ont fait leurs preuves dans la prise en charge des cancers. Le patient participe activement à son processus de guérison en utilisant le lien corps-esprit et la pensée positive. Le pouvoir de la pensée est à intégrer absolument en oncologie intégrative, avec ce que l'on nomme les *mind-body therapies*[14].

---

14. Ernest Lawrence Rossi, *Psychobiologie de la guérison*, Le Souffle d'Or, 2002.

→

* Le cancer est une maladie qui touche aussi bien à la structure physique que psychique, et il est très important de se guérir sur tous les plans. Nos croyances structurent nos actions, que le corps exprime parfois par la maladie. Le cancer est une sorte de destruction de notre fonctionnement intérieur, et l'organe qui est touché en premier porte généralement une forte symbolique, qui exprime bruyamment un traumatisme de l'inconscient ainsi ramené au premier plan de notre attention. Des thérapeutes peuvent vous aider à travailler sur ces questions : kinésiologie, étiomédecine, tapping, shiastu, psycho-énergétique...

Healing Heat

L'hyperthermie par la fièvre induite (*Healing Heat*) est une technique développée au début du xxe siècle par un médecin américain, le Dr Coley. Le principe est de provoquer une fièvre de l'organisme par l'injection de bactéries ou de gui à haute dose, ce qui stimule les cellules dendritiques du système immunitaire. Celles-ci vont à leur tour activer les lymphocytes T, lesquels vont attaquer la tumeur et permettre ainsi de combattre efficacement le cancer. Cette technique est de nouveau employée dans plusieurs cliniques allemandes et à la clinique Budwig, en Espagne.

Phyto/Aromathérapie

* Plusieurs plantes sont reconnues pour leurs propriétés anticancéreuses :
- Le curcuma *(Curcuma longa)*. Ce rhizome d'Asie, et surtout son principe actif, la curcumine, est celui qui bénéficie du plus grand nombre d'études prouvant son efficacité contre les cellules cancéreuses.
- L'armoise *(Artemisia annua)*, plante de la pharmacopée chinoise, a la caractéristique de faire fuir le fer des cellules cancéreuses et de provoquer ainsi leur mort. Son action est potentialisée par la prise de fer en simultané.
- Le gui *(Viscum album)*. La médecine anthroposophique (fondée au xixe siècle par l'Autrichien Rudolf Steiner) utilise le gui en injection sous-cutanée, voire intratumorale. En sous-cutané, il permet de réduire les effets secondaires des traitements et la fatigue chez les patients. Des résultats très intéressants ont été obtenus ces dernières années avec des injections directement dans les tumeurs, notamment pour des cancers du pancréas[15].

* Certaines huiles essentielles sont très intéressantes dans les protocoles anticancer, de par leur très haute fréquence thérapeutique qui crée un environnement invivable pour les pathogènes. On retient particulièrement l'huile essentielle d'encens oliban *(Boswellia carterii)*. Le nettoyage de la dysbiose intestinale s'effectue grâce aux huiles essentielles d'origan *(Origanum vulgare)*, de cannelle *(Cinamomum verum)*, aux teintures de noyer *(Juglans regia)* et d'absinthe *(Artemisia absinthium)*.

Biomagnétisme

Le biomagnétisme est une technique majeure pour éliminer les agents pathogènes du sang et permettre au système immunitaire de redevenir efficace. Diffusée largement dans le monde grâce au Dr Goiz, cette technique utilise de gros aimants en paires, placés à des endroits précis où des irrégularités de pH sont relevées. Quelques séances sont à programmer dans tout protocole d'oncologie intégrative afin d'aider le système immunitaire et la vitalité générale du patient.

15. H. Matthes, D. Buchwald, M. Kroz, F. Schaf F, Intratumoral mistletoe (Viscum album L) therapy in patients with unresectable pancreas carcinoma, 2008.

Conclusion

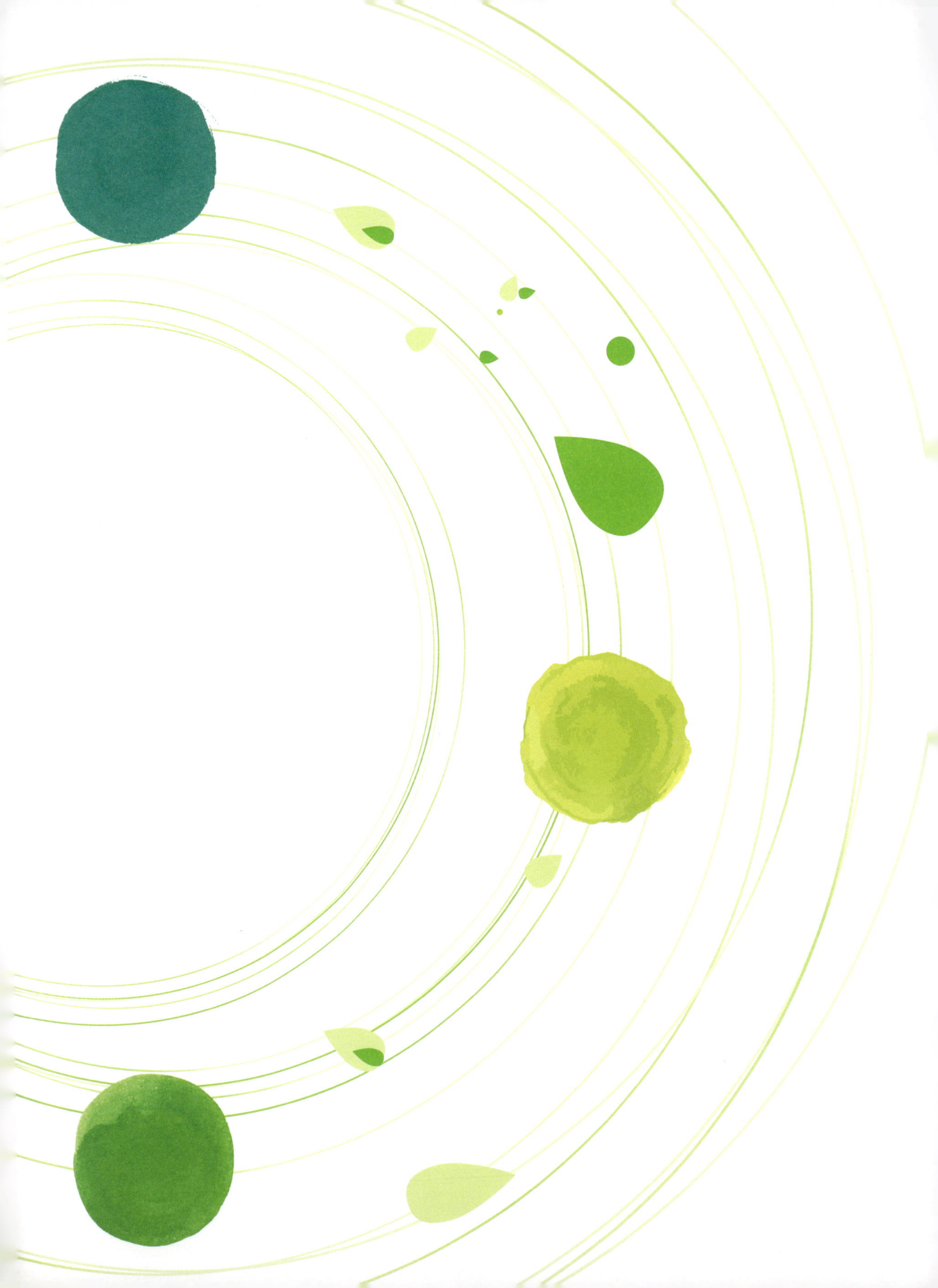

Vous aurez compris à la lecture de cet ouvrage que la démarche naturopathique est une sorte de longue enquête individuelle, demandant une véritable implication de la part du patient dans sa propre guérison. Il lui incombera aussi d'être véritablement *patient*, car la physiologie de la réparation cellulaire est bien plus lente que les rythmes effrénés imposés par la société moderne.

L'approche intégrative de la santé humaine est cohérente avec la volonté de reconnecter l'humain à son environnement global, afin d'y vivre en harmonie.

La prise de conscience alimentaire commence par s'interroger sur le modèle de la consommation plaisir qui rend malade. C'est un premier pas vers une transformation plus profonde, qui englobe tous les plans de l'être. N'oublions pas de considérer l'impact psychologique de la nourriture absorbée. Pour être en bonne santé, les aliments que nous consommons doivent être porteurs de vie, d'où la nécessité de se tourner vers des aliments sains, au lieu des préparations industrielles qui contiennent en elles les atomes-germes de maladies. La consommation d'aliments inertes amène l'état général vers l'inertie, le mental vers l'obscurité, l'état vibratoire vers le bas. Or nous avons besoin de pureté, de clarté, de légèreté pour vivre !

La pratique d'exercices physiques appropriés, combinés à une respiration correcte, est une façon tellement puissante de ramener la conscience au premier plan que cela paraît presque trop simple pour être vrai. Nous devons avoir confiance dans les capacités formidables de régénération du corps, à stimuler par les techniques réflexes, manuelles, énergétiques, magnétiques et hydrologiques. Les plantes et les huiles essentielles sont enfin d'une efficacité remarquable pour qui sait les utiliser avec respect, humilité et amour.

La naturopathie, le yoga, l'ayurvéda et toutes les *sciences de la vie*, travaillent à nous donner un corps sain, un mental éveillé, une conscience élevée.

La vie est une occasion formidable de faire l'expérience de l'amour, pour soi et pour l'autre, de guérir de nos blessures passées et de continuer d'avancer.

Soyons le changement que nous souhaitons pour le monde.

Annexes

Fiche 1 - Quelle est votre dosha dominante ?
Fiche 2 - Les aliments à privilégier ou à éviter selon la constitution : Vata, Pitta, Kapha
Fiche 3 - Les aliments riches en FODMAP
Fiche 4 - Liste des aliments sucrés à index glycémique bas ou modéré
Fiche 5 - Les aliments acides et basiques
Fiche 6 - La salutation au soleil
Fiche 7 - Les techniques respiratoires : le *pranayama*
Fiche 8 - La douche rectale, mode d'emploi
Fiche 9 - Échelle de dépression de Hamilton
Fiche 10 - Les huiles essentielles d'usage courant
Fiche 11 - Recette détox : Soupe de fanes de radis
Fiche 12 - Recette détox ayurvédique : Kitcharee
Fiche 13 - Recette de pain détox aux graines de lin, sans gluten et sans farine
Fiche 14 - Recette détox : Brownie cru à la pâte de dattes
Fiche 15 - Boisson détox et stimulante du système immunitaire
Fiche 16 - Infusion équilibrante selon votre constitution
Fiche 17 - Exercice de marche consciente : respirer en marchant
Fiche 18 - Exercice de cohérence cardiaque
Fiche 19 - Monodiètes selon les saisons et les constitutions
Fiche 20 - Menus cétogènes pour une journée-type
Fiche 21 - Menus sans gluten pour une journée-type
Fiche 22 - Menus paléo pour une journée-type
Fiche 23 - Menus de cuisine crue « *raw food* » pour une journée-type

FICHE 1
QUELLE EST VOTRE DOSHA DOMINANTE[1] ?

Entourez chaque réponse qui vous correspond le mieux, en répondant de façon spontanée. Si vous avez un doute, demandez à quelqu'un qui vous connaît.

V Je suis mince, j'ai une ossature légère et des muscles peu proéminents.
P J'ai une charpente moyenne avec une musculature ferme.
K Ma charpente est large, j'ai tendance à prendre des rondeurs et du poids.

V Je peux manger ce que je veux sans craindre de gagner du poids.
P Je peux prendre du poids si je mange trop, mais je peux le perdre facilement quand je veux.
K Si je prends du poids, ce que je fais très facilement, c'est une véritable lutte pour le perdre ensuite.

V Ma peau est fine, plutôt sèche et a tendance à être franchement trop sèche par endroits.
P Ma peau est chaude, à tendance grasse. Elle rougit facilement. J'ai des taches de rousseur. Mon teint est clair.
K Ma peau est douce et rarement sèche ou blanche/épaisse et plutôt grasse. Mon teint est pâle.

V Ma peau se déshydrate facilement, surtout par temps froid.
P Ma peau s'irrite facilement et est sensible au soleil.
K J'ai parfois des boutons et des points noirs.

V Mes veines sont proéminentes.
P J'ai une tendance à la fragilité capillaire. J'ai de nombreux grains de beauté.
K Ma peau est lisse, souple et fraîche.

1. Source du questionnaire : www.ayurvana.fr

V Mes cheveux sont fins, secs, foncés et frisés.

P Mes cheveux sont fins, plutôt raides, soyeux, blonds ou roux.

K Mes cheveux sont épais, ondulés, brillants et plutôt foncés.

V Mes yeux sont petits, étroits, enfoncés. Ils sont marron foncé ou gris.

P Mes yeux sont bleu clair, bleu vert, gris bleu ou noisette. Leur éclat est brillant et intense.

K Mes yeux sont grands, attirants, humides, bruns ou bleus.

V Mes lèvres sont minces, fines et serrées. Ma bouche est petite.

P Mes lèvres sont moyennes, douces et colorées. Ma bouche est moyenne.

K Mes lèvres sont épaisses, pleines, charnues. Ma bouche est grande.

V Mon visage est long, anguleux.

P Mon visage est en forme de cœur, avec un menton légèrement proéminent ou pointu.

K Mon visage est large, plein, plutôt rond ou carré.

V Mes ongles sont secs et cassants.

P Mes ongles sont roses, souples et solides.

K Mes ongles sont épais, lisses et très solides.

V Mon appétit est irrégulier. J'ai faim à n'importe quel moment de la journée ou de la nuit.

P J'ai toujours très bon appétit et j'aime manger à heures régulières.

K Je mange lentement en appréciant la nourriture. Elle me procure un sentiment de bien-être et de réconfort.

V J'élimine irrégulièrement et j'ai tendance à la constipation. Mes selles sont dures et sèches, parfois liquides.

P Pas de problème, j'élimine avec régularité. Mes selles sont molles.

K Je digère lentement et j'élimine aussi lentement. J'éprouve une sensation de lourdeur après le repas.

V Parfois, je manque d'appétit. Je suis sujet aux lumbagos et aux spasmes musculaires.
P J'ai facilement des bouffées de chaleur, de l'acidité et des brûlures d'estomac.
K J'ai des problèmes de congestion des sinus, je suis facilement sujet aux coups de froid et aux rhumes. J'ai d'abondantes mucosités.

V J'ai des difficultés pour m'endormir. Je ne dors pas longtemps. Mon sommeil est léger.
P J'ai modérément besoin de dormir. Mon sommeil est très réparateur.
K J'aime dormir et mon sommeil est profond.

V Je préfère le temps chaud au temps froid.
P Je préfère le temps frais et sec. J'aime particulièrement les aliments froids et les boissons froides.
K Tous les climats me plaisent, mais je préfère le temps chaud.

V Je dépense rapidement mon énergie, mais je récupère vite.
P Mon niveau d'énergie est modéré.
K Mon énergie est stable. J'ai parfois tendance à l'indolence.

V Je suis vif dans l'action mais je perds rapidement mes forces.
P J'aime l'activité physique et je transpire facilement.
K Je suis résistant et endurant, mais je suis enclin à la nonchalance.

V Mon esprit est très actif, parfois agité. Je compense les forces qui me manquent par de l'enthousiasme et de l'imagination.
P Ma résistance est moyenne et je suis dynamique.
K Je suis vigoureux et physiquement endurant.

V On me trouve bavard et le débit de mes paroles est rapide.
P Ma parole est précise et claire, je suis un bon orateur.
K J'ai une voix douce et mélodieuse, je parle posément.

V J'apprends vite, mais j'oublie tout aussi vite. Je ne mémorise pas bien les choses.

P J'apprends vite et j'ai une bonne/excellente mémoire.

K J'apprends lentement les choses, mais je les fixe en mémoire pour longtemps.

V Mes humeurs sont changeantes et je suis de nature plutôt émotive.

P J'ai tendance à être autoritaire, précis et ordonné. Je suis facilement irrité.

K Je suis de nature placide, calme et je ne me mets pas facilement en colère.

V Si je suis stressé, j'ai facilement des crises d'anxiété et je deviens insomniaque.

P Si je suis stressé, je peux devenir irascible, critique et intolérant.

K Si je suis sous pression, je déprime, je stagne et je laisse traîner les choses. Je suis possessif et attaché au passé.

V Le vent et le froid me dépriment.

P Je me fatigue par temps chaud et humide et je ne supporte pas de rester au soleil.

K Je suis très mal à l'aise par temps froid et humide.

V Mes pensées, mes raisonnements, mes aspirations ne parviennent jamais à conclusion.

P J'ai un esprit logique, un intellect aigu, j'aime les défis. Je suis performant.

K Je suis conciliant avec autrui et détendu. Je suis mon chemin sans me laisser distraire. Je suis plutôt content de moi.

V Je suis versatile et imprévisible.

P J'ai le sentiment d'être efficace. Je suis entêté et j'ai tendance à utiliser la manière forte.

K Je respecte les sentiments d'autrui, je suis enclin au pardon.

V Je marche d'un pas vif.

P Je marche d'un pas bien décidé.

K J'ai une démarche ondoyante. Mes mouvements sont gracieux (femme). Ma démarche et souple, mes gestes sont calmes et harmonieux (homme).

TOTAL DES RÉPONSES

V VATTA ________

P PITTA ________

K KAPHA ________

Il est tout à fait possible d'avoir une constitution mixte, avec un score équivalent dans deux catégories.

Les personnes ayant le même score dans les trois catégories sont invitées à refaire le test… ou alors sont parfaitement équilibrées !

FICHE 2
LES ALIMENTS À PRIVILÉGIER OU À ÉVITER SELON LA CONSTITUTION (DOSHA) : VATA, PITTA, KAPHA

Cette liste peut être adaptée selon les cas particuliers.

VATA	
À éviter *(aliments aggravant)*	**À privilégier** *(aliments équilibrant)*
• Fruits séchés • Pomme, cranberry, poire, grenade, pastèque • Crudités, tous les crucifères, céleri, aubergine, laitue, oignon cru, persil, pomme de terre, champignons, tomates, piments, poivrons	• Fruits mûrs, abricot, avocat, banane, baies rouges, noix de coco, cerise, figue, pamplemousse, citron, raisin, mangue, melon, orange, papaye, pêche, ananas, prune • Légumes cuits, asperge, blette, carotte, concombre, ail, haricot vert, oignon cuit, gombo, patate douce, radis, courgette
• Orge • Sarrasin • Maïs • Millet • Avoine (crue) • Seigle	• Avoine (cuite) • Riz • Blé
• Agneau • Porc • Lapin • Gibier	• Bœuf • Poulet • Dinde • Œufs • Produits de la mer
• Toutes les légumineuses (sauf exception pour les cas particuliers)	• Haricot mungo vert, tofu, lentilles noires et corail
	• Tous les oléagineux
• Sucre blanc	• Tous les autres sucrants
• Lait de soja	• Avec modération, tous les laitages animaux • Beurre clarifié (ghee)

PITTA	
À éviter *(aliments aggravant)*	**À privilégier** *(aliments équilibrant)*
• Fruits acides, abricot, baies rouges, banane, cerise, cranberry, pamplemousse, raisin, citron, orange, papaye, pêche, kaki, prune • Blette, carotte, aubergine, ail, oignon, piment, radis, aubergine, épinard, tomate	• Pomme, avocat, noix de coco, figue, raison noir, mangue, melon, orange douce, poire, ananas mûr, grenade • Asperge, brocoli, tous les crucifères, céleri, haricot vert, légumes verts à feuilles, laitue, champignons, pois, persil, pomme de terre, graines germées, courgette
• Sarrasin • Maïs • Millet • Avoine • Riz brun • Seigle	• Orge • Avoine cuite • Riz basmati
• Bœuf • Jaune d'œuf • Agneau • Porc • Produits de la mer	• Poulet • Dinde • Blanc d'œuf • Lapin • Crevettes (en petite quantité) • Gibier
• Lentilles noires et vertes	• Toutes les autres légumineuses
• Tous les oléagineux	• Graines de tournesol, graines de courges, noix de coco
• Miel, molasse	• Tous les autres sucrants
• Fromage, crème, yaourt	• Cottage cheese, ghee

KAPHA	
À éviter *(aliments aggravant)*	**À privilégier** *(aliments équilibrant)*
• Avocat, banane, noix de coco, figue fraîche, pamplemousse, raisin, citron, melon, orange, papaye, ananas, prune • Concombre, patate douce, tomate, courgette	• Pomme, abricot, baies, cerise, cranberry, figue séchée, mangue, pêche, poire, kaki, grenade, prune, raisin • Asperge, blette, brocoli, tous les crucifères, céleri, aubergine, ail, laitue, champignon, oignon, persil, pois, piment, pomme de terre radis, épinard, graines germées
• Avoine cuite • Riz brun • Riz blanc • Blé	• Orge • Maïs • Millet • Son d'avoine • Riz basmati en petite quantité • Seigle
• Bœuf • Agneau • Porc • Produits de la mer	• Poulet • Dinde • Œufs (sauf brouillés ou frits) • Lapin • Crevettes • Gibier
• Haricot azuki, haricot mungo, lentilles noires	• Toutes les autres légumineuses sont OK
• Tous les oléagineux	• Graines de courge
• Tous les sucrants	• Miel
• Tous les laitages	

FICHE 3
LES ALIMENTS RICHES EN FODMAP
(fibres qui fermentent et donnent des ballonnements/gaz)

Catégorie d'aliments	Fodmap élevés *(à réduire)*	Fodmap réduits *(à privilégier)*
Fruits et sucres	• Pomme, mangue, melon d'eau, fruits en conserve dans leur jus, kaki, abricot, avocat, mûre, cerise, longane, litchi, nashi, nectarine, pêche, poire, prune, pruneau • Fructose, sirop de maïs à haute teneur en fructose Sorbitol (E420), mannitol (E421), isomalt (E953), maltitol (E965), xylitol (E967) **Dose totale de fructose élevée :** • Sources concentrées de fruits, grande portion de fruits, fruits séchés, jus de fruits. • Miel	• Banane, myrtille, mûre de Boysen, cantaloup, canneberge, durian, raisin, pamplemousse, melon miel, kiwi, citron, lime, mandarine, orange, fruit de la passion, papaye, framboise, rhubarbe, anis étoilé, fraise, tangelo • Sucre (saccharose)*, glucose, édulcorants artificiels ne se terminant pas par « ol ». • Substituts de miel : sirop de sucre roux*, sirop d'érable*, mélasse ** en petites quantités*
Laitages	• Lait (vache, chèvre, brebis), crème, crème glacée, yaourt, desserts à base de lait, poudre de lait, lait évaporé • Fromage à pâte molle, non affiné (cottage, mascarpone, ricotta)	• Lait sans lactose*, boisson végétales : riz, amande, chanvre, avoine, noix de coco* • Fromages à pâte dure ** vérifier la teneur en additifs alimentaires*

Catégorie d'aliments	Fodmap élevés *(à réduire)*	Fodmap réduits *(à privilégier)*
Légumes	• Artichaut, asperge, betterave, crucifères, aubergine, fenouil, ail, poireau, oignon (toutes les variétés), échalote, oignon vert, chicorée, pissenlit, poivron vert, champignons, maïs sucré, pois mange-tout	• Luzerne, pousses de bambou (cœurs de palmier), pousses de haricots, bok choy, carotte, céleri, chayote, pak choï, endive, gingembre, haricot vert, laitue, olive, panais, pomme de terre, potiron, poivron rouge, blette, épinard, courge, rutabaga, patate douce, taro, tomate, navet, igname, courgette • Fines herbes : basilic, chili, coriandre, gingembre, citronnelle, marjolaine, menthe, origan, persil, romarin, thym
Céréales, oléagineux et légumineuses	• Blé, orge, seigle, en grande quantité (par exemple : pain, cracottes, biscuits, couscous, pâtes alimentaires), pois chiches, haricots rouges, haricots pinto, de Lima, mungo, lentilles, fèves de soya • Pistaches, noix de cajou	• Amarante, sarrasin • Pain 100 % farine d'épeautre • Riz, avoine, polenta, millet, arrow-root, psyllium, quinoa, sorgho, tapioca • Pâtes et cracottes faites à partir de ces farines et grains

FICHE 4
LISTE DES ALIMENTS SUCRÉS À INDEX GLYCÉMIQUE BAS OU MODÉRÉ

Sucres naturels

- Sirop d'agave
- Sucre de fleur de coco
- Stevia

Légumes

- Choux fleur
- Potimarron
- Courge musquée (butternut)
- Betterave

Légumineuses, céréales, laits…

- Haricots rouges azukis
- Flocons d'avoine
- Riz complet ou semi complet
- Pain complet, intégral, au levain, à l'épeautre.
- Pain essénien
- Germe de blé
- Graines germées
- Laits végétaux : avoine, amande, noisette …
- Lait de coco

Épices

- Cannelle
- Poudre de caroube
- Poudre de Nopal
- Poudre d'açaï
- Fèves de cacao
- Chocolat noir 70 % cacao ou plus
- Graines de coriandre
- Baies de Genièvre
- Graines de Cardamome

Fruits à coque

- Pistache
- Amande (à croquer ou en purée)
- Noix
- Noisettes

Fruits

- Groseille
- Cassis
- Framboise
- Myrtille
- Airelles

- Cerise
- Fraise
- Pomme (crue ou en compote)
- Poire
- Ananas
- Fruits de la passion
- Coing
- Grenade
- Pêche
- Prune
- Raisin
- Canneberge
- Kaki
- Litchee
- Kiwi
- Mangue
- Baies de Goji

Recettes pour faire baisser le taux de sucre sanguin

Faites macérer pendant la nuit une cuillère à café de racines d'Acore odorant dans une tasse d'eau froide. Au matin réchauffez doucement, puis filtrez. Buvez une gorgée avant et après chaque repas, soit 6 gorgées par jour.

Vous pouvez également réaliser des tisanes à base de feuilles de mûrier noir, bardane, feuilles et pousses de sureau.

(Source : *La Pharmacie du Bon Dieu*, Maria Treben, éditions Ennsthaler Gesellschaft, 2007)

FICHE 5
LES ALIMENTS ACIDES ET BASIQUES

Pour déterminer le potentiel acide ou basique d'un aliment, il faut prendre en compte trois paramètres :
– la teneur en citrates et bicarbonates de l'aliment (plus il y a de bicarbonates, plus c'est basifiant) ;
– la nature et la quantité des minéraux contenus (le calcium, le magnésium et le potassium sont alcalins ; le chlore, le soufre et le phosphore sont acidifiants) ;
– la quantité et la nature des protéines contenues (plus il y a d'acides aminés soufrés, plus c'est acidifiant).

La médecine chinoise considère que **les principaux aliments acides sont** :
– le blé et tous ses dérivés (pain, pâtes et produits de panification), l'avoine, la pistache, le sésame ;
– les vinaigres, les agrumes, les fruits en général, la rhubarbe, l'oseille, la tomate, le poireau ;
– tous les laitages animaux (vache, brebis, chèvre...) : yaourt, fromage blanc, fromages fermentés, crèmes... ;
– les viandes de bœuf, porc, agneau, mouton et tous leurs dérivés (charcuterie, produits de salaison...) ;
– le vin blanc, le vin rouge, le champagne, le cidre.

En excès, ces aliments déséquilibrent les fonctions rate et foie, ce qui entraîne une mauvaise digestion, une malabsorption, de la rétention d'eau et de la fatigue.

Il existe aussi une échelle nommée le **PRAL** *(Potential Renal Acidic Load)*, qui classe tous les aliments selon leur teneur en minéraux et protéines, sans tenir compte toutefois des citrates/bicarbonates. Quoique incomplète, elle donne une idée générale du potentiel acido-basique de chaque aliment : plus le chiffre est négatif, plus il est basifiant ; plus le chiffre est positif, plus il est acidifiant[1].

1. Source du tableau : PRAL www.lamedecinedusport.com.

En synthèse, cela donne la classification d'aliments suivante :

Très alcalins	Alcalins	Acides	Très acides
• Citron • Pastèque • Asperge • Brocoli • Ail • Oignon • Persil • Mangue • Papaye • Épinards crus • Kale	• Millet • Laitue • Datte • Pêche • Poire • Orange • Ananas • Riz complet • Patate douce • Courgette • Quinoa • Radis • Banane • Graines de lin • Sucre intégral, de coco • Thé vert	• Blé, orge, avoine • Poulet, dinde, agneau • Haddock, morue • Beurre • Maïs • Huîtres, crevettes, saumon • Yaourt • Cacahuètes • Pécan • Graines de courge • Café	• Édulcorants • Alcool • Bœuf • Burger, hot-dog, bacon • Lait de vache, fromage, crème glacée • Farine blanche • Sucre blanc • Pâtes non complètes • Pain blanc • Céréales sucrées de petit déjeuner • Pâtisseries • Huiles hydrogénées • Thé noir

Estimation de la charge acide des aliments

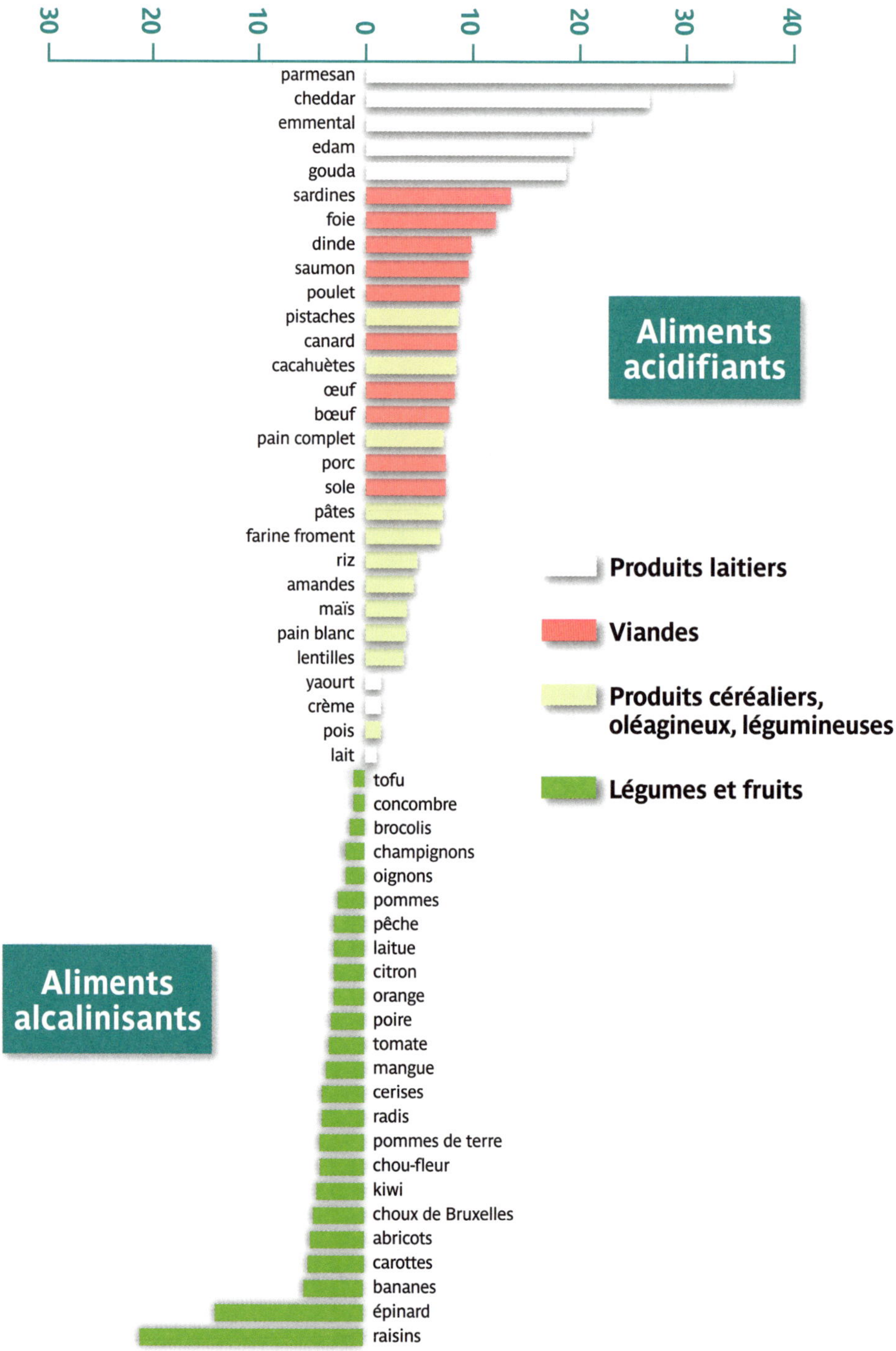

FICHE 6
LA SALUTATION AU SOLEIL

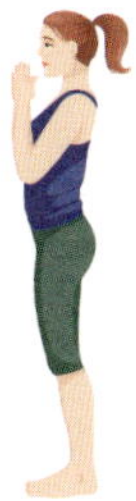

1. Expirez : mains jointes à la poitrine.

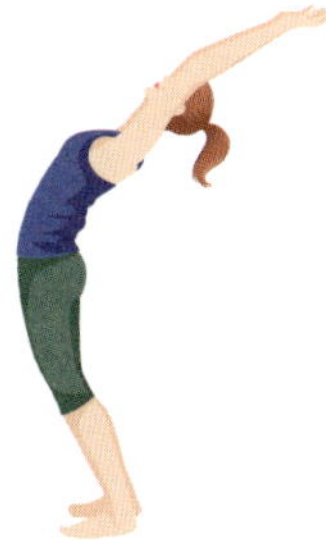

2. Inspirez : Étirez-vous en haut, le haut du dos vers l'arrière.

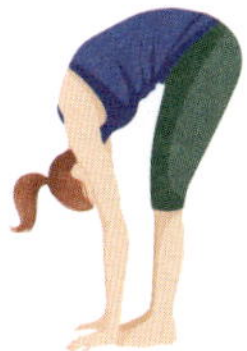

3. Expirez : Étirez-vous vers l'avant avec les bras droits, mains alignées avec les pieds. La tête aux genoux.

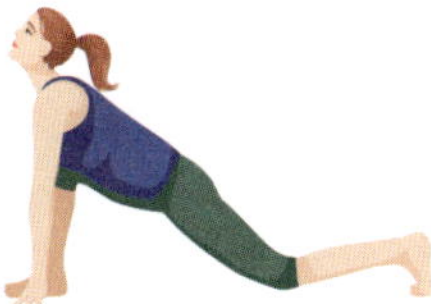

4. Inspirez : jambe droite vers l'arrière, le genou sur le sol, tête vers le haut.

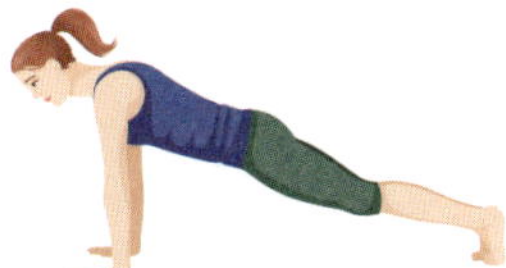

5. Retenez la respiration. Amenez l'autre jambe en arrière. Le dos et les jambes forment une ligne droite.

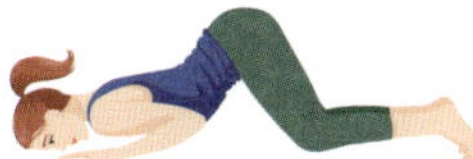

6. Expirez : posez les genoux, la poitrine et le front sur le sol.

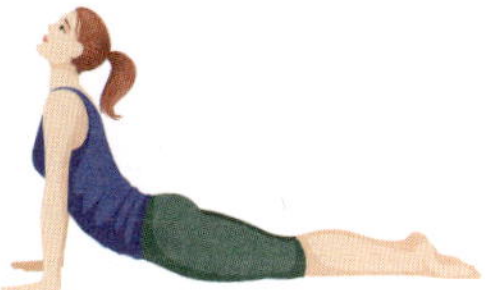

7. Inspirez : posez le corps à plat sur le sol, le haut du dos étiré en arrière et regardez vers le haut.

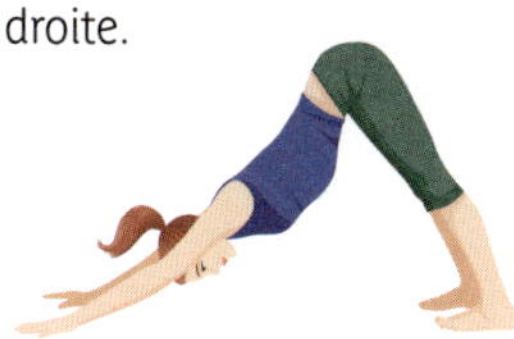

8. Expirez : Les hanches vers le haut, amenez les talons sur le sol.

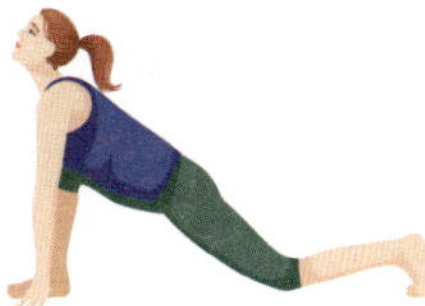

9. Inspirez : la jambe droite en avant entre les mains, genoux au sol, tête vers le haut.

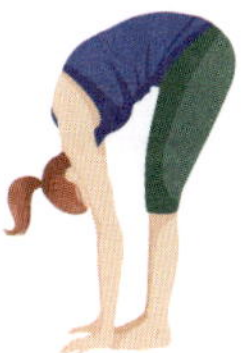

10. Expirez : la jambe gauche en avant, amenez les mains à plat sur le sol près des pieds, la tête sur les genoux étirés.

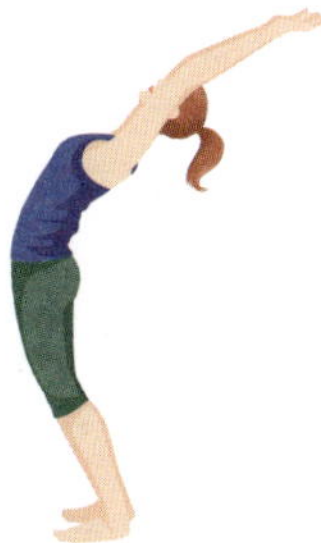

11. Inspirez, poussez vos bras vers l'avant avec le haut du dos droit, étirez-vous vers le haut et vers l'arrière.

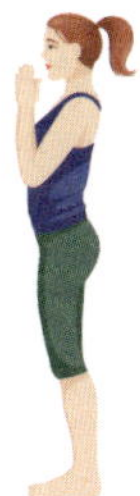

12. Expirez et relâchez les bras vers le bas. Inspirez et à nouveau faites la position 1.

FICHE 7
LES TECHNIQUES RESPIRATOIRES : LE *PRANAYAMA*

La respiration ventrale

S'allonger sur le dos. Poser une main sur le ventre et l'autre sur la poitrine.

Inspirer, la main sur le ventre se soulève. Expirer, le ventre redescend. Inspirer sur 3 ou 4 temps, expirer sur 4 ou 5 temps. Continuer de pratiquer et allonger progressivement le temps d'expiration. Par exemple, inspirer sur 4 temps et expirer sur 5, 6, 7 voire 8 temps.

À pratiquer avant d'aller se coucher ou dans toute situation où l'on a besoin de se calmer.

La respiration yogique complète

S'allonger sur le dos. Placer une main sur le ventre et l'autre sur la poitrine.

Inspirer, gonfler le ventre, puis faire monter l'inspir dans la poitrine. Expirer, vider le ventre puis la poitrine. Recommencer l'inspir et l'expir en commençant toujours par le ventre : à l'inspirer, remplir le ventre puis la poitrine ; à l'expir, vider d'abord le ventre puis la poitrine.

Continuer la pratique pendant 5 à 10 minutes afin d'optimiser la respiration et l'oxygénation cellulaire.

La respiration alternée *(Anuloma viloma)*

S'asseoir dans la posture assise jambes croisées (en tailleur, par exemple), ou à genoux, ou sur une chaise. Redresser le dos. Placer la main droite en *Visnu mudra*, en repliant l'index et le majeur.

Placer le pouce sur la narine droite et inspirer par la narine gauche sur 4 temps.

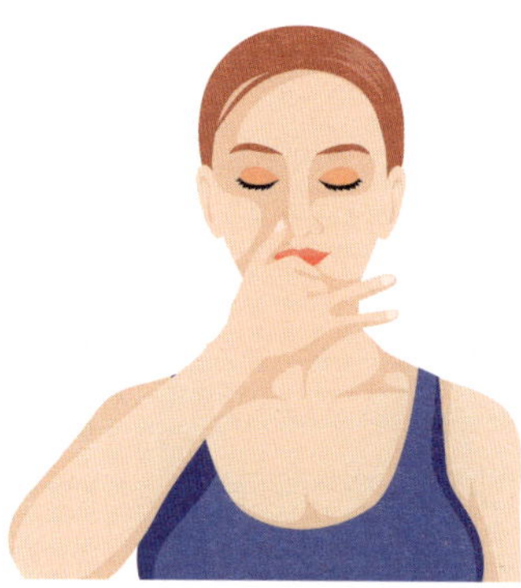

Si vous pratiquez pour la première fois, ne retenez pas la respiration et expirez à droite en changeant les doigts (ouvrez le pouce et appuyez très légèrement avec l'annulaire sur la narine gauche). Expirez sur 8 temps à droite. Inspirez à droite sur 4 temps, puis expirez en changeant les doigts par la narine gauche, sur 8 temps. Pour un cycle sans rétention, cela donne : inspirer à gauche sur 4 temps, expirer à droite sur 8 temps ; inspirer à droite sur 4 temps, expirer à gauche sur 8 temps.

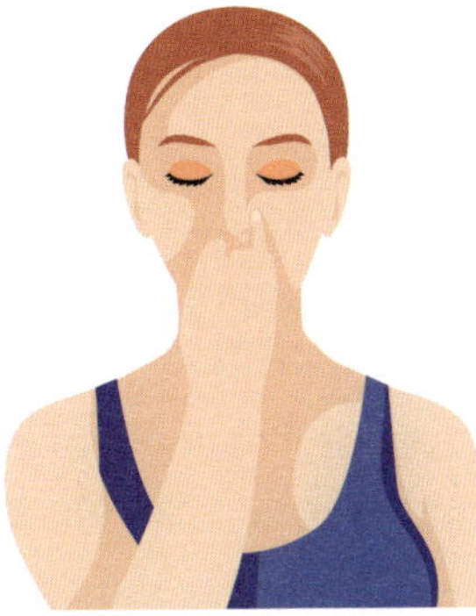

Si vous êtes à l'aise, vous pouvez essayer de pratiquer l'exercice complet, avec un temps de rétention entre l'inspir et l'expir. Retenez le souffle avec les poumons pleins. Le principe est exactement le même, sauf que l'on retient le souffle sur 16 temps entre le changement de narine entre l'inspir et l'expir. Cela donne : inspirer à gauche sur 4 temps. Boucher les 2 narines et retenir en comptant jusqu'à 16. Expirer à droite sur 8 temps. Inspirer à droite sur 4 temps. Retenir sur 16 temps. Expirer sur 8 temps à gauche.

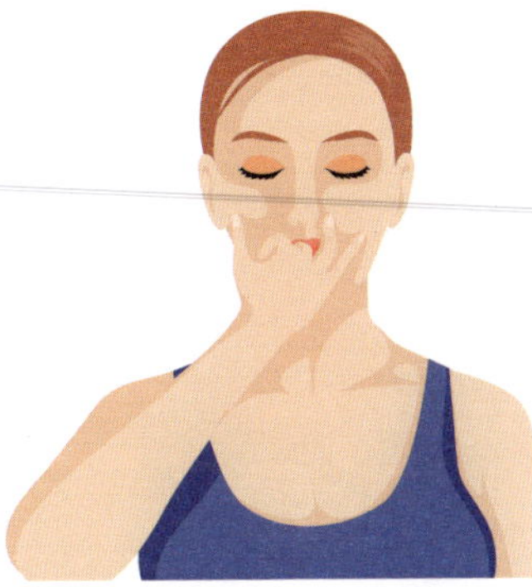

Vous pouvez aussi commencer par retenir seulement sur 8 temps et progressivement aller jusqu'à 16 lorsque vous vous sentez plus à l'aise.

Cet exercice est très puissant pour équilibrer le système nerveux et améliorer l'oxygénation du cerveau. Il est préférable de le pratiquer au début accompagné d'un professeur de yoga, avant de se lancer dans une pratique seul.

FICHE 8
LA DOUCHE RECTALE, MODE D'EMPLOI

Matériel nécessaire

– Une pièce adaptée (dans les toilettes, idéalement).

– Une poire auriculaire ou un bock à lavement composé d'une poche, d'un tuyau de raccord, et d'une canule d'insertion équipée d'un petit robinet d'ouverture et fermeture.

– De l'eau tiède.

– Du savon.

Mode d'emploi

Bien laver votre poire ou la canule avec de l'eau savonneuse et vérifier que la poche soit bien propre. Pendant ce temps, faites tiédir de l'eau (30 à 50 cl suffiront largement).

Prévoir de fixer le kit en hauteur, à proximité des toilettes.

Choisir la position dans laquelle vous êtes le plus à l'aise : debout penché en avant, à quatre pattes, allongé sur le dos les jambes fléchies ou couché en chien de fusil sur le côté gauche.

Remplir la poire ou la poche avec de l'eau tiède, en veillant à ce qu'il n'y ait pas d'air dans l'embout (au besoin, faire couler un peu d'eau pour que l'air s'échappe). Introduire la canule dans l'anus et ouvrir le robinet ou introduire l'embout de la poire puis presser.

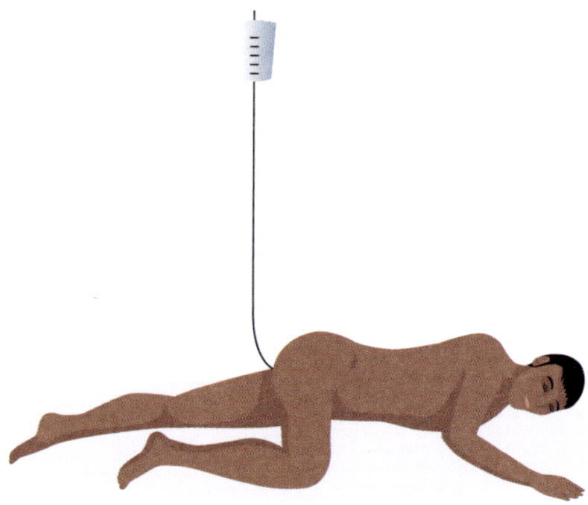

Respirer et se détendre le plus possible.

L'évacuation de matières se fait immédiatement après la prise du liquide, c'est un réflexe du corps. Vous pouvez aussi garder l'eau quelque temps et masser le ventre dans le sens des aiguilles d'une montre.

Il est possible de le faire en plusieurs fois.

Pensez à bien nettoyer votre poire ou votre kit après utilisation.

FICHE 9
ÉCHELLE DE DÉPRESSION DE HAMILTON

Pour chacun des 17 items, choisir la définition qui caractérise le mieux le malade.

Humeur dépressive *(tristesse, sentiment d'être sans espoir, impuissant, auto-dépréciation)*

- ○ 0 - Absent.
- ○ 1 - Ces états affectifs ne sont signalés que si l'on interroge le sujet.
- ○ 2 - Ces états affectifs sont signalés verbalement spontanément.
- ○ 3 - Le sujet communique ces états affectifs non verbalement ; par exemple par son expression faciale, son attitude, sa voix et sa tendance à pleurer.
- ○ 4 - Le sujet ne communique pratiquement que ces états affectifs dans ses communications spontanées verbales et non verbales.

Sentiments de culpabilité

- ○ 0 - Absent.
- ○ 1 - S'adresse des reproches à lui-même, a l'impression qu'il a causé un préjudice à des gens.
- ○ 2 - Idées de culpabilité ou ruminations sur des erreurs passées ou sur des actions condamnables.
- ○ 3 - La maladie actuelle est une punition. Idées délirantes de culpabilité.
- ○ 4 - Entend des voix qui l'accusent ou le dénoncent et/ou a des hallucinations visuelles menaçantes.

Suicide

- ○ 0 - Absent.
- ○ 1 - A l'impression que la vie ne vaut pas la peine d'être vécue.
- ○ 2 - Souhaite être mort ou équivalent : toute pensée de mort possible dirigée contre lui-même.
- ○ 3 - Idées ou geste de suicide.
- ○ 4 - Tentatives de suicide *(cocher pour toute tentative sérieuse)*.

Insomnie du début de la nuit

- ○ 0 - Pas de difficulté à s'endormir.
- ○ 1 - Se plaint de difficultés éventuelles à s'endormir ; par exemple de mettre plus d'une demi-heure.
- ○ 2 - Se plaint d'avoir chaque soir des difficultés à s'endormir.

Insomnie du milieu de la nuit

- ○ 0 - Pas de difficulté.
- ○ 1 - Le malade se plaint d'être agité et troublé pendant la nuit.
- ○ 2 - Il se réveille pendant la nuit *(cocher pour toutes les fois où le malade se lève du lit sauf si c'est pour uriner)*.

Insomnie du matin

- ○ 0 - Pas de difficulté.
- ○ 1 - Se réveille de très bonne heure le matin mais se rendort.
- ○ 2 - Incapable de se rendormir s'il se lève.

Travail et activités

- ○ 0 - Pas de difficulté.
- ○ 1 - Pensées et sentiments d'incapacité, fatigue ou faiblesse se rapportant à des activités professionnelles ou de détente.
- ○ 2 - Perte d'intérêt pour les activités professionnelles ou de détente - ou bien décrite directement par le malade, ou indirectement par son apathie, son indécision et ses hésitations *(il a l'impression qu'il doit se forcer pour travailler ou pour avoir une activité quelconque)*.
- ○ 3 - Diminution du temps d'activité ou diminution de la productivité. A l'hôpital : cocher si le malade ne passe pas au moins 3 heures par jour à des activités - aides aux infirmières ou thérapie occupationnelle *(à l'exclusion des tâches de routine de la salle)*.
- ○ 4 - A arrêté son travail en raison de sa maladie actuelle. A l'hôpital, cocher si le malade n'a aucune autre activité que les tâches de routine de salle, ou s'il est incapable d'exécuter ces tâches de routine sans être aidé.

Ralentissement *(lenteur de la pensée et du langage ; baisse de la faculté de concentration ; baisse de l'activité motrice)*.

- ○ 0 - Langage et pensée normaux.
- ○ 1 - Léger ralentissement à l'entretien.
- ○ 2 - Ralentissement manifeste à l'entretien.
- ○ 3 - Entretien difficile.
- ○ 4 - Stupeur.

Agitation

- ○ 0 - Aucune.
- ○ 1 - Crispations, secousses musculaires.
- ○ 2 - Joue avec ses mains, ses cheveux, etc.
- ○ 3 - Bouge, ne peut rester assis tranquille.
- ○ 4 - Se tord les mains, ronge ses ongles, arrache ses cheveux, se mord les lèvres.

Anxiété psychique

- ○ 0 - Aucun trouble.
- ○ 1 - Tension subjective et irritabilité.
- ○ 2 - Se fait du souci à propos de problèmes mineurs.
- ○ 3 - Attitude inquiète, apparente dans l'expression faciale et le langage.
- ○ 4 - Peurs exprimées sans qu'on pose de questions.

Anxiété somatique *Concomitants physiques de l'anxiété tels que : gastro-intestinaux (bouche sèche, troubles digestifs, diarrhée, coliques, éructations), cardiovasculaires (palpitations, céphalées), respiratoires (hyperventilation, soupirs), pollakiurie, transpiration.*

- ○ 0 - Absente.
- ○ 1 - Discrète.
- ○ 2 - Moyenne.
- ○ 3 - Grave.
- ○ 4 - Frappant le sujet d'incapacité fonctionnelle.

Symptômes somatiques gastro-intestinaux

- ○ 0 - Aucun.
- ○ 1 - Perte d'appétit, mais mange sans y être poussé par les infirmières. Sentiment de lourdeur abdominale.
- ○ 2 - A des difficultés à manger en l'absence d'incitations du personnel. Demande ou a besoin de laxatifs, de médicaments intestinaux ou gastriques.

Symptômes somatiques généraux

- ○ 0 - Aucun.
- ○ 1 - Lourdeur dans les membres, dans le dos ou la tête. Douleurs dans le dos, céphalées, douleurs musculaires. Perte d'énergie et fatigabilité.
- ○ 2 - Cocher dans le cas où n'importe quel symptôme est net.

Symptômes génitaux *(symptômes tels que : perte de libido, troubles menstruels)*

- ○ 0 - Absents.
- ○ 1 - Légers.
- ○ 2 - Graves.

Hypocondrie

- ○ 0 - Absente.
- ○ 1 - Attention concentrée sur son propre corps.
- ○ 2 - Préoccupations sur sa santé.
- ○ 3 - Plaintes fréquentes, demandes d'aide, etc.
- ○ 4 - Idées délirantes hypochondriques.

Perte de poids : (coter soit A, soit B)

A : D'après les dires du malade

- ○ 0 - Pas de perte de poids.
- ○ 1 - Perte de poids probable liée à la maladie actuelle.
- ○ 2 - Perte de poids certaine *(suivant ce que dit le sujet)*.

B : Appréciation par pesées hebdomadaires par le personnel soignant lorsque des modifications actuelles de poids sont évaluées

- ○ 0 - Moins de 500 g de perte de poids par semaine.
- ○ 1 - Plus de 500 g de perte de poids par semaine.
- ○ 2 - Plus de 1 Kg de perte de poids par semaine.

Prise de conscience

- ○ 0 - Reconnaît qu'il est déprimé et malade.
- ○ 1 - Reconnaît qu'il est malade, mais l'attribue à la nourriture, au climat, au surmenage, à un virus, à un besoin de repos, etc.
- ○ 2 - Nie qu'il est malade.

RÉSULTAT :

Interprétation : l'échelle de dépression de Hamilton est le test le plus utilisé pour évaluer l'intensité des symptômes dépressifs. Il est valable pour toutes les personnes, y compris les personnes âgées bien que certains aspects puissent être parfois inopérants (par ex. ceux qui font référence aux activités professionnelles alors qu'il peut s'agir de personnes en retraite).

L'évaluation est généralement faite toutes le deux semaines. Plus la note est élevée, plus la dépression est grave :

Score de 10 à 13 : symptômes dépressifs légers.

Score de 14 à 17 : symptômes dépressifs légers à modérés.

Score supérieur à 18 : symptômes dépressifs modérés à sévères.

FICHE 10
LES HUILES ESSENTIELLES D'USAGE COURANT

Voici une liste des huiles essentielles à avoir chez soi, ainsi que leurs principales propriétés.

De façon générale, toujours diluer les huiles essentielles dans une huile végétale avant de les appliquer sur la peau. À l'achat, vérifier que votre huile essentielle est chémotypée (sigles HECT ou HEBBD) et d'origine biologique 100 % naturelle. Ce sont des gages de bonne qualité.

Arbre à thé (tea tree)

Très polyvalente, cette huile est antibactérienne, anti-infectieuse, antimycosique. Très efficace en cas de rhume, refroidissement hivernal, gorge qui gratte et nez qui pique. C'est une huile essentielle antiseptique de référence.

Niaouli

Très proche de sa cousine le tea tree, je la recommande en cas de bouton de fièvre (herpès labial). Appliquer directement sur la zone concernée au moyen d'un coton-tige, si possible dès les premiers picotements. En cas de boutons de fièvre, le gel d'aloe vera permet de soulager très rapidement la sensation de brûlure.

Lavande fine

Calmante du système nerveux, sédative pour les enfants, et délicieuse dans la compote de pommes. Sa cousine la lavande Aspic est très efficace en cas de brûlures et piqûres d'insectes, à appliquer autour de la zone inflammée.

Ciste ladanifère

Très efficace en cas de coupures et saignements. À appliquer directement pour stopper l'hémorragie.

Gaulthérie couchée

Anti-inflammatoire, salvatrice en cas de tendinite et douleurs articulaires. À diluer impérativement.

Menthe poivrée

En trace sur les tempes et à la base du crâne pour soulager un début de migraine. Également, pour aider une digestion un peu difficile, mettre une trace directement sur la langue.

Orange douce

Sédative et apaisante du système nerveux, à diffuser dans la chambre des enfants avant le coucher. On peut aussi l'appliquer en onction sur le plexus et les poignets.

Estragon

Anti-spasmodique et calmante du plexus, très efficace en cas de crise d'angoisse. À appliquer directement sur le plexus. **Attention : totalement contre indiquée chez les femmes enceintes ou allaitantes.**

Hélichryse Italienne

Très efficace pour stimuler la microcirculation et quasiment miraculeuse en cas d'hématomes. C'est l'huile essentielle antichoc de référence.

Eucalyptus Radié

Très efficace en cas de début d'infection respiratoire, à appliquer en onction sur la poitrine et dans le haut du dos plusieurs fois par jour.

FICHE 11
RECETTE DÉTOX : SOUPE DE FANES DE RADIS

Cette recette est particulièrement riche en fer et vitamine B9.

Ingrédients :

- Fanes de radis
- Huile d'olive
- Cumin en poudre
- Coriandre en poudre
- Un oignon

Recette :

Choisir de belles fanes de radis roses. Les laver à l'eau froide.

Dans une casserole, faire chauffer doucement un peu d'huile d'olive. Lorsque l'huile est chaude, ajouter du cumin et de la coriandre en poudre. Faire chauffer les épices jusqu'à ce qu'elles fassent de petites bulles.

Émincer un oignon et le faire revenir dans les épices pendant 10 minutes.

Ajouter ensuite les fanes de radis lavées. Remuer dans les épices et les couper grossièrement au ciseau directement dans la casserole.

Rajouter de l'eau chaude jusqu'à recouvrir (à peine) les fanes.

Couvrir et laisser cuire à feu moyen pendant 10 minutes environ.

Lorsque les fanes prennent une couleur verte éclatante, arrêter le feu.

Mixer à l'aide d'un robot ou d'un blender, jusqu'à obtention d'une petite mousse en surface.

Saupoudrer d'un peu de Gomasio (condiment japonais à base de sésame broyé avec du sel).

Servir immédiatement.

FICHE 12
RECETTE DÉTOX AYURVÉDIQUE : KITCHAREE

Cette recette est ancestrale en Inde. Elle est servie dans les centres ayurvédiques où l'on pratique le Panchakarma, la cure de détox en Ayurvéda. C'est également un plat yogique typique du nord de l'Inde, réputé pour ses vertus nettoyantes.

POUR 4 PERSONNES.

Ingrédients :

- 1 tasse de haricots mung verts (mung dahl)
- 1 tasse de riz basmati semi complet ou complet bio
- 2 cuillères à soupe de gingembre frais râpé
- 2 cuillères à café de noix de coco râpée
- 1 botte de coriandre fraîche
- 1/2 tasse d'eau
- 3 cuillères à café de ghee ou 3 cuillères à soupe d'huile d'olive
- 1 stick de cannelle
- 5 gousses de cardamome
- 5 clous de girofle
- 10 grains de poivre noir entier
- 3 feuilles de Baie (sorte de laurier indien Bay leaves ; on peut le remplacer par du laurier)
- 1/4 cuillère à café de curcuma
- 1/4 cuillère à café de sel

Recette :

Faire tremper le mung dahl pendant 24h.
Le lendemain, rincer le dahl et le riz.
Dans un blender, mixer le gingembre, la noix de coco, la coriandre et 1/2 tasse d'eau.

Faire chauffer la casserole sur feu moyen, mettre le ghee ou l'huile d'olive.
Lorsque c'est chaud, ajouter toutes les épices.
Attendre 2-3 minutes, puis ajouter le mélange gingembre-coco mixé, puis le curcuma et le sel.

Faire cuire jusqu'à ce que cela devienne légèrement brun.
Ajouter le riz et le dahl dans ce mélange, bien remuer.
Attendre 2 minutes, puis ajouter 6 tasses d'eau.
Couvrir et faire bouillir.
À ébullition, baisser le feu et faire cuire pendant 40 min à une heure (jusqu'à ce que le riz et le dahl soient bien cuits.)
Servir avec de la coriandre et du persil frais.

FICHE 13
RECETTE DE PAIN DÉTOX AUX GRAINES DE LIN, SANS GLUTEN ET SANS FARINE

Ce n'est pas parce que l'on suit un régime paléo-cétogène que l'on doit se priver de pain !
Voici une recette facile et compatible avec les principes de l'alimentation cétogène, c'est à dire pauvre en glucides et riche en lipides.

Ingrédients :

- 2 tasses de graines de lin
- 1 cuillère à café de bicarbonate de sodium
- 2 cuillères à soupe de jus de citron
- 1 pincée de sel
- 5 œufs
- 1/2 tasse d'eau
- 1/3 tasse d'huile d'olive

Recette :

Préchauffer le four à 180 degrés.

Dans un saladier, battre les œufs, l'eau et l'huile d'olive.
Dans un autre saladier, mixer les graines de lin finement.
Ajouter le sel, le bicarbonate et le citron.
Combiner les ingrédients secs avec les ingrédients humides, bien remuer.
Laisser la pâte reposer quelques minutes.

Verser la pâte dans un moule à cake recouvert de papier cuisson.
Faire cuire 25 minutes (la pointe du couteau doit ressortir propre).
Laisser refroidir une trentaine de minutes avant de servir.

FICHE 14
RECETTE DÉTOX : BROWNIE CRU À LA PÂTE DE DATTES

Ce dessert est particulièrement gourmand et sans cuisson. Il trouve toute sa place dans une alimentation crue, sans gluten et sans farine. Idéal pour se faire plaisir tout en restant dans une démarche saine !
(Remerciements à www.lafrancecrue.org pour l'inspiration de cette recette !)

Ingrédients :

- 500 g de pâte de dattes
- 3 cuillères à soupe d'huile de coco
- 150 g de cacao cru dégraissé en poudre
- 1 poignée de pignons de pin

Recette :

Émietter la pâte de dattes dans un saladier.
Faire fondre l'huile de coco et ajouter le cacao en poudre en remuant à la cuillère.

Verser ce mélange sur la pâte de dattes. Ajouter les pignons de pin et mélanger.
Bien pétrir à la main pour homogénéiser le mélange.

Étaler ensuite cette pâte dans un plat en « tassant » bien.
Placer au réfrigérateur au minimum 2 heures (une demi-journée, si possible).

Sortir du réfrigérateur une dizaine de minutes avant de servir.

FICHE 15
BOISSON DÉTOX ET STIMULANTE DU SYSTÈME IMMUNITAIRE

POUR 1 PERSONNES.

Ingrédients :

- 300 ml de jus de pommes biologique
- du gingembre frais
- 1 clou de girofle
- 1 cuillère à café de cannelle en poudre
- 1 bâton de cannelle
- 1 cuillère à café de miel biologique (miel de manuka, thym, lavande)

Recette :

Faire chauffer à feu doux 300 ml de jus de pommes biologique.

Râper un pouce de gingembre frais.
Mixer ensemble un clou de girofle et une cuillère à café de cannelle en poudre. Vous pouvez aussi râper un bâton de cannelle.
Mélanger le gingembre râpé avec la poudre obtenue.

Mélanger une cuillère à café de miel biologique (miel de manuka, thym, lavande) avec la pâte gingembre-épices.

Rajouter la mixture dans le fond d'une tasse et verser le jus de pommes chaud par-dessus.
Laisser macérer et tiédir une dizaine de minutes.

Déguster !

FICHE 16
INFUSION ÉQUILIBRANTE SELON VOTRE CONSTITUTION

Pour les plantes simples, faire bouillir un litre d'eau avec 15 à 20 g de plante sèche.
Une fois l'eau à ébullition, couvrir et baisser le feu.
Laisser doucement chauffer pendant une vingtaine de minutes.
Filtrer et boire.

SI JE SUIS ... VATA

Tisane digestive :

Faire bouillir 2 tasses d'eau. Dans un moulin à café, broyer une cuillère à café de graines de fenouil, cumin et coriandre. Mélanger ensuite au blender l'eau chaude et les épices. Filtrer puis boire après le repas.

Tisanes apaisantes de Camomille Matricaire, Camomille Romaine, Fleurs de Sureau.

SI JE SUIS ... PITTA

Tisanes digestives de Bardane, Chicorée, Chrysanthemum, Pissenlit.

Tisanes apaisantes de Lavande, Jasmin, Citronnelle, Zestes d'Orange douce.

SI JE SUIS ... KAPHA

Tisanes digestives d'Origan, de Cannelle, de clous de Girofle, de baies de Genièvre.

Tisanes stimulantes de poudre de Gingembre, de Ginseng, Menthe poivrée.

Tisanes apaisantesd'Hibiscus, Sauge, feuilles de Framboisier.

FICHE 17
EXERCICE DE MARCHE CONSCIENTE : RESPIRER EN MARCHANT

Il est souvent plus simple d'aborder la pratique de la méditation en marchant en forêt qu'en s'asseyant en tailleur tout seul chez soi. Pour de nombreuses personnes, méditer est une pratique mystérieuse qui nécessite d'être accompagné dans ses débuts, afin d'acquérir des outils concrets qui peuvent ensuite être répétés.

Qu'est-ce que la marche consciente ?

La pratique de la marche consciente est à mi-chemin entre la méditation et l'exercice respiratoire.
Il s'agit de synchroniser le nombre de pas avec un temps donné d'inspiration et d'expiration.
Ainsi, la concentration nécessaire pour compter les pas et les temps respiratoires entraîne l'esprit à se discipliner, et favorise un état méditatif.
S'y ajoutent les bénéfices d'une marche en plein air, chargé d'oxygène et d'ions négatifs (surtout si vous êtes dans une forêt de pins !).

Exercice 1 :
- Inspirer sur 4 pas
- Expirer sur 6 pas

Exercice 2 :
- Inspirer sur 4 pas
- Expirer sur 8 pas

Exercice 3 :
- Inspirer sur 6 pas
- Expirer sur 8 pas

Exercice 4 :
- Inspirer sur 6 pas
- Retenir son souffle sur 2 pas
- Expirer sur 8 pas

Exercice 5 :
- Inspirer sur 6 pas
- Retenir son souffle sur 4 pas
- Expirer sur 12 pas

FICHE 18
EXERCICE DE COHÉRENCE CARDIAQUE

Comment pratiquer la cohérence cardiaque facilement ?

Asseyez-vous dans une posture confortable, sur une chaise ou en tailleur au so.
Ou bien allongez-vous sur un tapis de yoga.

Posez une main sur le ventre.

Placer votre attention sur la respiration et utilisez l'abdomen pour respirer.
Sur l'inspiration, l'abdomen s'avance, sur l'expiration l'abdomen se relâche.
Pratiquer cette respiration ventrale une dizaine de fois.

Une fois que vous maîtrisez la respiration ventrale, ajoutez des temps précis d'inspiration et d'expiration.
Inspirez sur 6 temps, environ 6 secondes.
Expirez sur 6 temps, également 6 secondes.
Attention à ne pas faire de pause en apnée entre l'inspiration et l'expiration.

Continuez de respirer de façon régulière, rythmique et ventrale pendant au moins 5 minutes.

Idéalement, cet exercice de cohérence cardiaque est à pratiquer 2 à 3 fois par jour, pendant 5 à 10 minutes à chaque fois.

FICHE 19
MONODIÈTES SELON LES SAISONS ET LES CONSTITUTIONS

À démarrer sur 1 jour par semaine, puis sur trois jours d'affilée lorsqu'on a un peu plus d'entraînement.
En pratique, on ne consomme qu'un seul aliment, à volonté, cuit à la vapeur et sans condiment. C'est-à-dire ni sel ni poivre, ni épices ni huile.
Il est essentiel de bien boire de l'eau pendant une monodiète, afin de permettre l'élimination des toxines.

En Hiver

Si je suis VATA, monodiète de riz complet.
Si je suis PITTA, monodiète de patate douce.
Si je suis KAPHA, monodiète de pomme de terre vapeur.

Au Printemps

Si je suis VATA, monodiète de légumes verts cuits, comme les haricots verts et les asperges. Ajouter une cure de citron, commencer par un citron pressé le premier jour, puis augmenter d'un citron par jour jusqu'à arriver à six citrons, puis redescendre en suivant le même schéma inversé.
Il est possible de faire aussi simplement la cure de citron en conservant une alimentation normale.
Si je suis PITTA, monodiète de légumes crus : roquette, radis rose, épinards, pissenlit. À consommer en salades ou en jus de légumes à l'extracteur.
Si je suis KAPHA, monodiète de soupe verte : fanes de radis, roquette, oseille, laitue, petits pois nouveaux, persil.

En Été

Si je suis VATA, monodiète de jus de légumes frais à l'extracteur : courgette, betterave, citron, gingembre.
Si je suis PITTA, monodiète de jus de légumes frais à l'extracteur : chou blanc, concombre, céleri, coriandre.
Si je suis KAPHA, monodiète de jus de légumes frais à l'extracteur : carotte, menthe, épinards, poivron.

En Automne

Si je suis VATA, monodiète de courges cuites à la vapeur : butternut, potimarron.
Si je suis PITTA, monodiète de pommes cuites à l'eau.
Si je suis KAPHA, monodiète de raisin frais (cure de 3 à 7 jours possible).

FICHE 20
MENUS CÉTOGÈNES POUR UNE JOURNÉE-TYPE

Le régime cétogène est un régime alimentaire très pauvre en glucides et riche en graisses. Il peut être notamment suivi par des épileptiques, des patients ayant eu un diagnostic de cancer ou souffrant de maladies neurodégénératives.

Petit-déjeuner
Café avec une cuillère à café d'huile de coco.
« Pain » aux graines de lin.

Déjeuner
Tajine de poulet avec des légumes cuits et des épices.

Collation
Un avocat.

Dîner
Aubergines au parmesan.

FICHE 21
MENUS SANS GLUTEN POUR UNE JOURNÉE-TYPE

Petit-déjeuner
Porridge de flocons de sarrasin à la cannelle et aux raisins secs.

Déjeuner
Sardines à l'huile d'olive et au citron.
Légumes verts cuits de saison, revenus à la poêle avec de l'huile d'olive et des épices.
Salade verte à l'huile de colza, avec des graines de courge grillées à la poêle et revenues dans une sauce tamari.

Collation
Jus de légumes frais.
5 noix de Grenoble.

Dîner
Purée de légumes cuits de saison aux lentilles corail et coriandre fraîche.
Riz complet.
Pommes au four à la vanille.

FICHE 22
MENUS PALÉO POUR UNE JOURNÉE-TYPE

Petit-déjeuner

Œufs brouillés aux légumes cuits : chou kale, champignons, carotte, épinards.
« Pain » paléo aux graines de lin (voir Fiche 13).

Déjeuner

Poisson cuit à la vapeur.
Légumes cuits de saison, revenus à la poêle avec de l'huile d'olive.
Roquette avec des amandes effilées grillées à la poêle.

Collation

Banane avec de la purée d'amande.

Dîner

Soupe de légumes.
Blancs de poulet revenus au lait de coco et au curry.

FICHE 23
MENUS DE CUISINE CRUE « *RAW FOOD* » POUR UNE JOURNÉE-TYPE

Petit-déjeuner

Smoothie de banane et fruits rouges.
Graines de chia réhydratées au lait d'amande avec raisins secs et noix de coco râpée.

Déjeuner

Guacamole d'avocat et citron.
Salade de chou rouge, carotte et lentilles germées.
Crackers de graines de lin, tournesol et courge.

Collation

Jus de légumes frais de saison à l'extracteur.

Dîner

Tartare d'algues wakamé et dulse à l'huile de colza et zestes de citron.
Soupe crue de carotte, noix de cajou, gingembre et coriandre (au blender).
Brownie cru à la pâte de dattes, cacao et huile de coco (voir Fiche 14).

GLOSSAIRE

ATP (Adénosine Triphosphate) Carburant d'une cellule produit à partir du glucose dans la mitochondrie.

Acide linoléique Acide gras essentiel appartenant à la famille des oméga 6.

Acide alpha-linolénique Acide gras essentiel appartenant à la famille des oméga 3.

Acidose (terme de naturopathie) État déséquilibré d'un terrain déminéralisé et inflammé.

Adipocyte Cellule graisseuse.

Carcinogenèse Processus de fabrication du cancer.

Chélation Mécanisme de capture d'un élément moléculaire par un autre qui va le transporter.

Corps cétonique Sous-produit de la transformation d'un lipide en glucose.

Cycle de Krebs Processus de fabrication de l'ATP (énergie cellulaire).

Cytokines Molécules messagères de l'inflammation.

Dosha Qualité composante de la constitution en médecine ayurvédique.

Dysbiose Déséquilibre de la flore intestinale.

Épigénétique Science de l'impact de l'environnement cellulaire sur le code génétique.

Épithéliale Qui appartient à l'épithélium, le tissu de revêtement d'un organe.

Éthérique Niveau moins dense de la matière.

Force vitale Énergie de vie qui préside à l'autoguérison et à toute forme de vie.

Glaucome Hypertension dans le globe oculaire.

Histamine Molécule messagère de l'inflammation.

Homéostasie Phénomène de régulation du corps qui vise le retour à l'équilibre.

Hormone Substance messagère du système endocrinien (hormonal).

Index glycémique Chiffre témoin de l'impact d'un aliment sucré sur le taux de sucre dans le sang.

Lymphocyte Globule blanc spécialisé.

Méditation de pleine conscience ou Mindfulness Technique de méditation.

Microbiote Flore intestinale.

Neurotransmetteur Substance messagère du système nerveux.

Perméabilité intestinale ou leaky gut syndrom État pathologique inflammatoire de l'intestin où les cellules épithéliales sont abîmées.

Syndrome métabolique État pré-pathologique regroupant plusieurs critères biologiques et de surpoids.

Systole/Diastole Contractions maximale et minimale du cœur permettant de mesurer la tension artérielle.

Vasomotricité Capacité dynamique d'élasticité d'un vaisseau artériel, veineux et capillaire.

INDEX

E

F

G

H

I

J

K

L

M

N

O

P

Q

R

S

T

V

Y

BIBLIOGRAPHIE

ABC de la naturopathie, Astrig Heratchian, Éditions Grancher, 2012.

L'Alimentation ou la troisième médecine, Dr Jean Seignalet, Éditions du Rocher, 2012.

L'Alimentation, un renfort indispensable contre le cancer, Dr Luc Bodin, Éditions du Dauphin, 2008.

Ayurvéda, Gopi Warrier, Dr Harish Verma et Karen Sullivan, coll. Evergreen, Taschen, 2003.

Ayurvéda, science de l'autoguérison, Dr Vasant Lad, Guy Trédaniel éditeur, 2014.

Biologie des croyances, Bruce H. Lipton, Éditions Ariane, 2016.

Canaris de la modernité, Taty Lauwers, Aladdin 2014.

Cancer, un traitement simple et non toxique, Dr Laurent Schwartz, Thierry Souccar Éditions, 2016.

Les Champignons comestibles, aliments d'avenir. Pour combattre les principales maladies d'aujourd'hui, Jean-Marie Samori, Éditions du Dauphin, 2014.

Dis-moi où tu as mal, je te dirai pourquoi, Michel Odoul, Albin Michel, 2002.

Gluten, comment le blé moderne nous intoxique, Julien Venesson, Thierry Souccar Éditions, 2013.

Le Grand Livre de la naturopathie, Christian Brun, Eyrolles, 2011.

Le Grand Livre du yoga, Swami Vishnudevananda, Le Courrier du Livre, 2015.

Guérir le cancer autrement. Des approches innovantes et complémentaires, Dr Frank Oehlenschläger, Éditions Alpen, 2016.

Le Syndrome entéropsychologique, GAPS (Gut and Psychology Syndrome), Natasha Campbell-McBride, Éditions Nutrition holistique, 2011.

Libérez votre cerveau ! Traité de neurosagesse pour changer l'école et la société, Idriss Aberkane, Robert Laffont, 2016.

Naturopathie, Daniel Kieffer, Éditions Grancher, 2010.

Paléobiotique, Marion Kaplan, Thierry Souccar Éditions, 2015.

Prévenir l'infarctus et l'accident vasculaire cérébral, Dr Michel de Lorgeril, Thierry Souccar Éditions, 2011.

Psychobiologie de la guérison, Ernest Lawrence Rossi, Le Souffle d'Or, 2002.

Tous gros demain ? 40 ans de mensonges, 10 kilos de surpoids, Pierre Weill, Plon, 2007.

La Divinité des plantes. Guide ayurvédique de phytothérapie, Dr David Frawley et Dr Vasant Lad, Éditions Turiya, 2004.

REMERCIEMENTS

L'auteur tient à remercier les personnes qui l'ont aidée dans son travail :

Christophe Étienne (2e partie, « L'estomac : stase, acidité et fermentation gastrique – Exercice physique ») ;

Danielle Boussard (2e partie, « Le système nerveux – Les principaux neurotransmetteurs utilisés par le système nerveux ») ;

Stéphane Tetard (1re partie, « L'hygiénisme ») ;

Daniel Kieffer, Christian Brun et tous mes enseignants, pour leur pédagogie lumineuse ;

Bertrand pour son aide à la relecture.

Toutes les illustrations de cet ouvrage sont de Muriel Douru.

Direction : Guillaume Pô
Direction éditoriale : Élisabeth Pegeon
Conception et suivi éditorial : Dominique Pérot-Poussielgue
Adaptation maquette et mise en pages : Maryse Claisse
Direction de fabrication : Thierry Dubus
Suivi de fabrication : Marie Guibert-Tribout
Gravure : Turquoise